# DU RÔLE DE LA FIÈVRE

## DANS LA GENÈSE DES MALADIES AIGUES

### ET DU TRAITEMENT PRÉVENTIF DE CES MALADIES

# PROPOSITIONS

### DE

# MÉDECINE PRATIQUE

### PAR L.-A. FROGÉ

*Docteur de la Faculté de médecine de Paris, Médecin en chef de l'hôpital
civil et militaire de Saint-Brieuc
Chevalier de l'ordre de Saint-Grégoire-le-Grand.
(MÉDAILLE D'ARGENT. — CHOLÉRA DE 1849)*

> L'organisme ou positivisme médical
> porte en lui un germe d'impuissance
> doctrinale qui est la principale cause des
> erreurs de la médecine contemporaine
> sur la fièvre.
>
> Par l'importance du rôle primordial
> qu'elle remplit, et en vertu d'une loi qui
> est son caractère essentiel, la fièvre do-
> mine et régit la pathologie des maladies
> aigües.

## PARIS

### LIBRAIRIE J. B. BAILLIÈRE ET FILS

#### RUE HAUTEFEUILLE, 19

#### 1880

# PROPOSITIONS

## DE MÉDECINE PRATIQUE

SAINT-BRIEUC. — IMP. L. PRUD'HOMME.

# DU ROLE DE LA FIÈVRE

## DANS LA GENÈSE DES MALADIES AIGUES

### ET DU TRAITEMENT PRÉVENTIF DE CES MALADIES

# PROPOSITIONS

DE

# MÉDECINE PRATIQUE

### PAR L.-A. FROGÉ

*Docteur de la Faculté de médecine de Paris, Médecin en chef de l'hôpital civil et militaire de Saint-Brieuc*
*Chevalier de l'Ordre de Saint-Grégoire-le-Grand.*
(MÉDAILLE D'ARGENT. — CHOLÉRA DE 1849)

L'organicisme ou positivisme médical porte en lui un germe d'impuissance doctrinale qui est la principale cause des erreurs de la médecine contemporaine sur la fièvre.

Par l'importance du rôle primordial qu'elle remplit, et en vertu d'une loi qui est son caractère essentiel, la fièvre domine et régit la pathologie des maladies aiguës.

## PARIS

### LIBRAIRIE J. B. BAILLIÈRE ET FILS

RUE HAUTEFEUILLE, 19

1879

« . . . . . . . . . . . . . . . . . . . . . . . . . . . . . . . . . . .
» . . . . . . . ., l'immatérialité du principe vivant dans l'homme ne doit
» même pas être posée comme question ; elle doit être acceptée comme
» point de départ. Le matérialisme doctrinal est en médecine l'erreur
» principe et mère de presque toutes les autres.
» . . . . . . . . . La science qui ne croit pas à l'esprit se trompe radica-
» lement sur le principe de ma vie. Elle ne tient compte en moi que de
» ce qui se voit de l'œil ou se touche de la main ; or, je sais que dans la
» vie qui est saine, ce qui m'importe le plus, ce qui fait en moi cette
» harmonie que j'appelle ma santé et ce désordre que je nomme maladie,
» ce n'est pas tant ce qui se voit que ce qui ne se voit pas.
» Je repousse de toutes mes forces ce matérialisme médical, cet orga-
» nicisme grossier qui ne veut voir que des lésions et encore des lésions,
» et qui, en s'abattant tout entier sur les organes, est incapable, selon la
» remarque d'un savant docteur, de s'élever aux causes supérieures qui
» donnent la vraie science des maladies et le secret de la vraie thérapeu-
» tique. » (P. Félix. Conf. de N.-D., 1869.)


Nous avons voulu placer au commencement de notre
travail ces paroles de l'orateur sacré, qui expriment si bien,
en leur éloquente et énergique concision, les pensées sous
l'empire desquelles — cherchant à nous affranchir de la
funeste influence que les théories organiciennes ou positi-
vistes exercent sur la médecine pratique, — nous avons posé,
il y a plus de quarante ans, les premiers jalons qui nous ont
aidé à nous diriger à travers les difficultés de nos études
cliniques, jusqu'à la claire notion de la genèse pathologique
des maladies fébriles aiguës.

---

# PRÉFACE

« Voulez-vous arriver à découvrir avec cer-
» titude la vérité ? Commencez par séparer ce
» qu'il y a de *premier* dans les choses, et
» tenez-vous à cela. »

Par une suite toute naturelle de nos idées et
vivement sollicité par le désir de mettre en
lumière une importante vérité médicale pratique,
nous avons été amené à penser que la formule
que nous venons de citer, bien que spécialement
appliquée par le philosophe grec aux études
métaphysiques, pouvait également servir à la
recherche et à la constatation du fait pathologique dont nous nous occupons, nous fondant
sur cet axiôme :

« Il n'y a qu'une philosophie pour toutes les
» sciences. »

Nous nous sommes dit en outre :

« Pour mieux juger des choses qui ne se
» voient pas, il faut commencer par étudier
» celles qui se voient. » (1)

N'est-il pas, en effet, d'une logique vulgaire
que pour tendre à la notion des choses invisi-
bles, des choses qui ne tombent pas directement
sous nos sens, et arriver, autant que possible,
jusqu'à elles, nous devons, dans l'observation
clinique des maladies, nous appliquer d'abord à
l'étude des choses visibles, des phénomènes
morbides observables, derrière lesquels se voile
la cause des troubles vitaux ou fonctionnels d'un
ordre plus élevé qui se dérobent au témoignage
direct de nos sens.

Comment acquérir une idée vraie et complète
de la maladie, sans l'étude préalable et approfondie des phénomènes primordiaux par lesquels
elle commence à manifester son existence ou,
pour mieux dire, qui seuls la constituent à son
début, dans ce qu'elle présente de saisissable
à l'observation ?

Cette exploration clinique des premiers linéaments de toute affection morbide ne nous est-elle
pas d'ailleurs indiquée par le simple bon sens,

(1) Bossuet. Connaissance de Dieu et de soi-même.

qui nous porte, par une pente toute naturelle, à considérer la maladie, dans la spontanéité de son apparition, sous la forme d'un simple dérangement de la santé, c'est-à-dire, comme une modification, un trouble de la vie hygide ?

En nous avançant ainsi peu à peu, par l'analyse des faits et par le raisonnement, à travers les phénomènes si divers de la maladie, pour arriver à ce que ces faits ont de primordial ou de *premier*, nous avons été amené à étendre nos recherches au-delà de la lésion organique, lésion qu'en bonne logique nous ne saurions regarder que comme un fait pathologique d'ordre secondaire, bien que la science moderne lui assigne le premier rang dans la maladie.

L'idée doctrinale de la lésion organique d'emblée, considérée comme principe et support de la maladie, a pris son origine, il y aura bientôt plus de cinquante ans, dans la théorie organicienne, théorie non moins anti-médicale qu'anti-philosophique (1). Admise en pathologie sans

(1) Nous ne sommes pas seul de cet avis : l'opinion que nous exprimons ici est aussi celle de plusieurs médecins éminents, qui ont fait au célèbre auteur de la *Doctrine physiologique* le juste reproche d'avoir donné pour base à sa doctrine une *proposition erronée*, et d'avoir ainsi introduit dans l'enseignement ce qu'ils appellent le *vice funeste et anti-médical du fait accompli*.

antécédent déterminé, sans générateur défini, la lésion anatomique constitue pour les organiciens une sorte d'éclosion morbide spontanée, qu'ils ont arbitrairement érigée en principe ou *dogme pathologique*, en dehors de tout dynamisme vital ou physiologique, dynamisme qui est cependant, et de toute nécessité même, le premier dans l'ordre de procession des phénomènes pathologiques qui devancent la lésion locale.

Les phénomènes précurseurs de la maladie, considérés dans la spontanéité de leur apparition, comme dans la réalité de leur expression, ne sauraient donc être envisagés — abstraction faite de leur cause ou des actes cachés qui les précèdent ou les déterminent — que comme une affection de la vie hygide.

Incompréhensible dans son essence et « ne pouvant être comparée à rien, si ce n'est à elle-même » (1), la vie pénètre si profondément l'être humain, que sans nous occuper de savoir si elle est affectée dans son essence ou dans ses lois par la maladie, nous pouvons du moins demeurer convaincu — nous fondant sur la logique certaine des faits cliniques dans ce qu'ils ont d'appréciable aux sens — qu'elle est atteinte dans ses manifestations fonctionnelles.

(1) P. Flourens. *De la vie et de l'intelligence*, 2e édition, 1858.

N'est-ce pas ici, de la manière que nous venons de le dire, dans le trouble et la désharmonie des fonctions vitales hygides, que l'on conçoit plus clairement et que s'affirme, sous le contrôle de l'observation clinique, l'idée principe de la fameuse *doctrine du vitalisme* dans la pathologie ?

Tel est, croyons-nous, le seul côté véritablement pratique de cette théorie ; le seul point vers lequel le clinicien qui a besoin de connaître la vérité pathologique, doit tourner ses regards pour découvrir avec plus de clarté le procédé si simple que la nature met en œuvre pour la formation génésique de la maladie dans l'unité.

La doctrine, comme on le sait, implique la pratique ; rigoureusement interprétée et définie, elle en devient le principe, la base fondamentale et la lumière la plus sûre. Or *l'animisme* de Stahl et de Boissier de Sauvages, aussi bien que le *vitalisme organiciste* de Barthez et de Bichat, impuissants à se traduire en une formule applicable à la notion de la genèse pathologique de la maladie, à l'analyse des phénomènes qui la caractérisent et, conséquemment aussi au choix d'une méthode de traitement, déduite de données pathologiques certaines, semblaient pour toujours relégués dans les hautes régions d'une physiologie nuageuse.

Ces deux doctrines qui, au fond, n'en forment

réellement qu'une (1) malgré les nuances apparentes qui les séparent, ont eu de tout temps le singulier privilège d'exciter d'interminables disputes parmi les philosophes et les médecins : c'est assez ordinairement le propre des grandes vérités doctrinales pressenties par le génie et pour la solution desquelles quelques-uns des éléments constitutifs nécessaires à une doctrine complète font défaut.

Combien n'est-il pas regrettable que Stahl, Barthez, Boissier de Sauvages, Bichat, Broussais et tant d'autres médecins non moins éminents, ne soient pas descendus dans les détails analytiques des phénomènes morbides primitifs, afin d'en mieux saisir la pathogénie et en déduire la conception synthétique de l'ensemble de la maladie.

Si au lieu de dresser des nomenclatures arbitraires, des classifications nosologiques morcellées et d'ériger en maladies une foule de symptômes, dans la vaine pensée d'en faciliter l'étude et le traitement, ces médecins se fussent plus particulièrement préoccupés d'appliquer à la pathologie pratique, à l'étude de la maladie vivante les grandes vues aux-

---

(1) L'âme et le corps, dit Bossuet, ne font ensemble qu'un tout naturel ; aussi trouve-t-on dans toutes nos opérations quelque chose du corps et quelque chose de l'âme.

quelles ils se sont souvent élevés, la science des maladies serait probablement aujourd'hui assise dans la certitude et la stabilité de la doctrine. Car, on ne peut se le dissimuler, les classifications nosologiques, tout à la fois si instables, si capricieusement conçues et si bizarrement imitées de celles des botanistes, ont plutôt retardé que facilité les véritables progrès de la connaissance des maladies dans leur mode de formation et de développement, en un mot, dans leur genèse.

Les doctrines de Stahl et de Barthez ont fait de tout temps l'objet de savantes études, de dissertations philosophiques et psychologiques d'un haut intérêt ; elles ont souvent servi de thèses à des discussions médico-philosophiques jusqu'ici à peu près stériles, au point de vue nosologique, et sans profit sérieux pour l'avancement de la pathologie générale, par suite de la subordination des idées controversées à des tendances et à des vues spéculatives, souvent plus métaphysiques que vraiment médicales.

Aussi aujourd'hui, comme dans le passé, est-ce en vain que la médecine pratique demande aux données théoriques de la science contemporaine de lui fournir les éléments génésiques qui lui font défaut pour asseoir la nosologie dans la vérité des principes, par le fait incontestable d'un enseignement organiciste exclusif et des déviations systématiques qui en résultent dans l'étude clinique de la maladie vivante. D'où il suit que la pathologie et la thérapeutique elle-même, incertaines et sans appui doctrinal, continuent de flotter d'un système à l'autre dans le vague et la confusion de données plus ou moins légitimes, empruntées tantôt à une sorte d'humorisme chimiatrique, ou aux théories abstraites de Brown ; tantôt à un ecclectisme illogique ou à des idées systématiques de spécificité et de germination morbifiques, déduites d'un naturalisme faux ou exagéré, qui semble ne tenir aucun compte de la notion vraie et nécessaire de la génèse pathologique.

C'est ainsi que :

« Pour rendre raison des choses, on en a
» inventé je ne sais quelles autres........, et
» tout ce grand attirail de qualités que plusieurs
» ont coutume de supposer, chacune desquelles
» peut plus difficilement être connue que toutes
» les choses qu'on prétend expliquer par leur
» moyen. » (1)

Cet état de la pathologie, composé d'un mélange de théories diverses et sans base fixe ou déterminée, constitue un véritable syncrétisme médical, assurément peu propre à éclairer

_______________

(1) Œuvres de Descartes, tome 3, page 316.

la voie qui pourrait conduire à un vitalisme tant soit peu rationnel, fondé sur une idée sérieusement pratique.

C'est donc à l'observation clinique directe de la maladie vivante ; c'est à l'induction dans l'étude des phénomènes de la physiologie morbide, ainsi qu'au contrôle sévère de ces phénomènes, au double point de vue pathologique et thérapeutique, que nous avons eu recours pour remonter à la source de la maladie.

De ces données de l'observation clinique, tant de fois confirmées par notre propre expérience, découle tout naturellement l'idée de l'existence nécessaire d'une *unité* qui apparaît tout d'abord dans une perception intuitive et finit par se montrer comme caractère commun, nécessaire et fondamental des maladies aiguës.

En effet, bien qu'elle se voile aux regards souvent distraits du clinicien sous des apparences phénoménales complexes ou variées ; bien qu'elle soit le plus souvent obscurcie par des conceptions systématiques, l'existence réelle de cette unité ne tarde pas à se révéler lorsque, dans une judicieuse indépendance de toute idée préconçue, on cherche la vérité dans l'observation, la rigoureuse analyse et l'interprétation raisonnée des phénomènes primordiaux de la maladie.

Considérés dans leurs manifestations diverses,

dans leur marche réglée et périodique, ces phénomènes se montrent alors, dans les rapports d'une subordination évidente, soumis à la loi qui domine l'ensemble, en apparence si varié, des maladies aiguës.

Les nosographes ont considéré les maladies fébriles en général, à partir de leur invasion jusqu'à la terminaison, comme constituant *un tout* continu et distinct, comme autant d'entités, d'individualités particulières ou *cas morbides spéciaux*. Par suite ils ont omis, dans leurs descriptions, de préciser et de distinguer avec netteté ou plutôt de considérer sous leur véritable point de vue, les phénomènes caractéristiques si importants de la période initiale, se bornant à signaler les lésions qui, dans le cours des phases de la maladie, s'effectuent et se localisent définitivement sur un appareil organique quelconque.

La négligence systématique que l'on a apportée dans l'étude et l'interprétation logique des phénomènes primitifs de la maladie a donné lieu à une regrettable confusion, relativement aux caractères essentiels de la fièvre et aux rapports de celle-ci avec les maladies aiguës, nous voulons dire avec les modalités que l'on désigne sous le nom de maladies.

Il est résulté de cette fausse interprétation de la fièvre que cet important phénomène — nous dirions volontiers cette *fonction morbigène* — est généralement considérée comme un effet de la lésion locale, comme un simple résultat de la maladie :

« La fièvre est à la maladie ce que l'ombre est au corps » a dit le professeur Fodéré.

Cette manière d'envisager la fièvre, en la faisant déchoir du rôle important qu'elle remplit dans la maladie, devait inévitablement donner lieu à de funestes erreurs, eu égard au diagnostic et à la thérapeutique.

Pour apprécier à première vue les conséquences immédiates de cette interprétation erronée de la fièvre, il suffira de faire remarquer qu'elle est la cause des principales difficultés auxquelles le médecin vient d'ordinaire se heurter au commencement des maladies aiguës. C'est de là, en effet, que viennent invariablement ses doutes, ses perpétuelles irrésolutions, ses perplexités d'autant plus senties qu'il a mieux le pressentiment sûrement fondé du danger réel de cette situation pour le malade. Comment en effet, en l'absence de la notion complète des caractères essentiels de la fièvre, le médecin pourrait-il, sciemment et avec sécurité, formuler le traitement spécial qu'il convient d'opposer à la maladie naissante ?

La maladie guérit radicalement ou incomplètement, le médecin sachant bien, le plus souvent

du moins, quelles lésions anatomiques, quelles
exudations plastiques morbides, quelles altérations dans les fluides ou les secrétions se sont
produites au cours de l'état pathologique ; mais
ce qu'il ignore généralement, c'est le commencement de la maladie, c'est ce qu'il y a de plus
important à connaître dans les principaux
phénomènes généraux qui devancent les altérations organiques diverses sur lesquelles le
praticien fonde *a priori* ce qu'il nomme la
maladie. Aussi, en présence d'un état fébrile
commençant, qui est comme la *préface* obligée
de toute affection aiguë, le médecin dominé par
une idée préconçue dont il prévoit, cherche et
attend la réalisation, tourne rapidement les premiers feuillets du livre de la maladie, sans
chercher à saisir le sens logique de ce qui s'y
trouve ; il veut, avant tout, arriver vite à diagnos-
tiquer et à préciser dans sa mesure stéthosco-
pique ou plessimétrique le lésion organique qu'il
regarde, avec l'école anatomo-physiologique,
comme le fondement et qui n'est en réalité qu'un
résultat de la maladie : il veut, en un mot, voir
ou toucher pour ainsi dire du doigt le fait matériel, le fait anatomique accompli, sans lequel,
pour lui, en pathologie, tout demeure complètement obscur ou inexplicable.

Et cependant, pour l'observateur attentif et
réfléchi, éloigné de tout esprit de système, il y a

dans l'ensemble des phénomènes qui constituent le passage de la vie hygide à la vie morbide, dans cet état qui n'est plus la santé dans son intégrité et qui sera bientôt la maladie ; il y a là, disons-nous, sous le voile transparent d'une confusion plus apparente que réelle, la manifestation certaine d'un grand fait pathologique primordial, d'un temps d'élection pour le praticien. On comprend par suite toute l'importance d'une étude sérieuse des symptômes généraux, dans l'expression desquels se trouvent les éléments de la vraie pathogénie des affections pyrétiques avec l'unité fièvre pour base et la périodicité pour loi.

Les propositions que nous allons formuler sont le résultat sommaire d'observations cliniques nombreuses, régulièrement contrôlées à l'aide de l'expérimentation thérapeutique dans une patiente étude des maladies — maladies individuelles et maladies épidémiques — au double point de vue de leurs caractères généraux et de leur pathogénie.

Tenant à énoncer ces propositions avec le plus de concision possible, tout en cherchant à éviter d'en affaiblir la clarté, nous avons dû préférer pour leur rédaction la forme aphoristique, comme mieux appropriée à nos déductions pathologiques et thérapeutiques.

Nous nous sommes abstenu de rapporter les

observations nombreuses recueillies par nous durant tant d'années au lit de nos malades, persuadé que, dès lors qu'il s'agit d'un fait pathologique déterminé et notoirement pratique, la meilleure manière d'arriver à la vérification du fait énoncé, c'est d'appliquer à son étude, dans l'observation directe et patiente de la maladie, la méthode expérimentale clinique qui nous a conduit à constater son existence.

Nous n'ignorons pas que le fond de notre œuvre est en opposition avec les idées généralement accréditées dans la science et docilement admises et suivies dans la pratique ; mais nous savons aussi que la vérité a ses droits ; qu'elle s'affirme et s'impose à toute intelligence qui l'aime avec désintéressement et la cherche avec simplicité ; qu'elle renferme en elle-même — et ceci est excellemment son privilège — une puissance virtuelle qui suffit le plus souvent à sa complète manifestation. D'ailleurs, quand l'on croit être dans la vérité, il faut y marcher généreusement, libre de toute préoccupation, personnelle ou autre, étrangère aux véritables intérêts de la science qui sont aussi, et avant tout, ceux de l'humanité.

D'autre part, pénétrons-nous bien de la juste et salutaire pensée que la lumière ne se fera pas aussi complète qu'il est nécessaire, si nous ne voyons Dieu dans ses œuvres, ou si nous ne l'y cherchons pas avec le sentiment de foi qui exclut toute idée de trouver sa Providence en défaut et de nous prévaloir, comme de notre œuvre propre, des vérités qu'il a données pour base à la médecine. Car ici, dans l'étude de la maladie, dans l'ensemble des phénomènes qui la caractérisent et les lois qui la régissent, comme dans l'admirable organisation du corps humain et le merveilleux accord des fonctions qui s'y accomplissent sous l'empire d'une suprême et incompréhensible *Unité*, partout nous trouvons Dieu dans la révélation de sa toute-puissance, de sa prévoyance et de son infinie bonté.

Ce n'est pas nous assurément qui avons mis au seuil des maladies aiguës l'unité pathologique qui les domine et la loi qui les régit : c'est le Créateur, dans sa vigilante Providence, qui les a placées là, hors de l'atteinte des systèmes, en les rendant accessibles aux recherches du médecin, en vue de la guérison du malade et aussi comme témoignage irrécusable de la certitude de la médecine, dont elles fixent le caractère scientifique, en marquant sa place dans l'ensemble du plan divin.

Nous avons entrepris de montrer cette unité et sa loi telles qu'elles nous sont apparues dans le cours de nos longues recherches cliniques ; telles qu'elles se montrent, avec leur double caractère de généralité et de périodicité, dominant toute la pathologie des maladies aiguës et reflétant dans leurs manifestations la constante certitude et la simplicité des choses qui portent en elles le cachet de la vérité.

Maintenant, disons-le en terminant : convaincu qu'il y a au-dessus de nous un principe d'éternelle vérité, d'où émane toute lumière et d'où procède toute synthèse scientifique, principe vers lequel nous devons avant tout faire remonter non-seulement l'hommage de notre foi scientifique, mais aussi celui d'une foi plus élevée, nous nous sommes efforcé d'avoir toujours présentes à la pensée les remarquables paroles du docteur Hufeland, de cette haute et radieuse célébrité médicale, dans les conseils qu'il donne au médecin avec tant de sagesse et une autorité si digne et si élevée :

« Pense à ce que tu es, à ce que tu dois.....
» Dieu t'a commis le soin de dispenser ses plus
» beaux dons, la santé et la vie ; quelle haute
» et sainte mission !.... Remplis-la digne-
» ment.... Un jour viendra où tu seras appelé
» à en rendre compte.... et il te sera dit : Je
» t'avais confié les forces merveilleuses déposées
» par moi dans la nature et dans ses produits ;
» à quoi les as-tu employées ? est-ce au salut
» de tes frères ?.... ou bien de ta réputation et
» de ta fortune ? Dans toutes tes études, dans
» toutes tes actions, as-tu eu en vue la vérité,

» le bien des malades, ou ton intérêt personnel ? »
(Manuel de médecine pratique, par C.-G. Hufeland.)

C'est à l'occasion du livre qui renferme ces aphorismes de morale médicale, que le savant apologiste de la traduction française du Manuel de Hufeland, le docteur F. Capitaine, pénétré des nécessités de la médecine contemporaine, si profondément atteinte par le scepticisme philosophique, disait :

« Ces paroles généreuses ne sont pas seule-
» ment, nous aimons à le croire, un écho du
» passé, mais elles s'adressent surtout à la
» génération qui s'élève et qui les écoutera. »

Oui, dirons-nous à notre tour : plaise à Dieu, le Maître de toute science, que ces consolantes espérances, que ces nobles paroles et les généreuses pensées qu'elles expriment ne demeurent pas un vain écho du passé, mais qu'elles soient, pour le plus grand honneur de la médecine et ses progrès les plus sûrs ; pour la nécessaire et vraie dignité du médecin, non moins que pour le bien des malades, une prédiction certaine de l'avenir.

L. FROGÉ.

Saint-Brieuc, 25 août 1879.

# SOMMAIRE DES POINTS PRINCIPAUX

*Que nous avons en vue dans nos Propositions.*

———————

1° — Déterminer l'unité pathologique *fièvre*, dans laquelle, contrairement à toute méthode d'observation et de raisonnement, on ne voit généralement qu'un effet de la maladie localisée, un symptôme de la lésion organique préexistante, un résultat du fait matériel accompli, fait matériel que l'on regarde comme siége ou point de départ de la maladie et, le plus souvent, comme constituant toute la maladie.

2° — Mettre en regard des incertitudes et des contradictions de l'enseignement sur les fièvres, l'affirmation de *la loi* qui les régit dans leurs évolutions et en déduire le *facteur* ou *générateur* des maladies aiguës, en nous appuyant sur l'observation clinique directe, la comparaison des faits pathologiques et leur rigoureuse interprétation.

3° — Enoncer les propositions qui ont trait à la *perniciosité*, à l'*épidémicité*, à la *contagiosité*, à la *spécificité* et à l'*infectiosité* dans les diverses modalités fébriles;

4° — Exposer, d'après l'ensemble de nos propositions, une méthode thérapeutique préventive spéciale — *criterium* de nos observations cliniques, en même temps que *pierre de touche* de la loi de périodicité, — à l'aide de laquelle, dans des déductions logiques, nous achèverons de mettre en lumière le rôle important, et pourtant si généralement méconnu, que la fièvre remplit dans la pathologie.

5° — Dans un *Appendice* à notre travail, nous ferons au choléra et à son traitement préventif l'application des principes énoncés dans nos Propositions générales.

# PROPOSITIONS

## DE

# MÉDECINE PRATIQUE

> Prévenir, c'est guérir ; c'est là le premier objectif, l'œuvre excellemment nécessaire de la médecine et le plus impérieux devoir du médecin...
>
> Prévenir le développement des maladies fébriles aiguës, en se fondant sur la loi qui les régit, implique la notion certaine de leur genèse pathologique.

## I.

1. L'école *anatomo-physiologique*, que nous nommerions plus volontiers *anatomo-pathologique*, à cause du principe — *la phlegmasie*, — qu'elle donne pour base à la pathologie des fièvres, admet et recommande le salutaire précepte *Principiis obsta*......, mais sans paraître prendre garde qu'elle

conseillé en même temps, du moins implicitement, d'éluder ce précepte au moment même où il devient nécessaire que le médecin mette la pratique d'accord avec le sage et utile conseil d'Hippocrate.

2. Oui, le précepte est admis et proclamé ; et depuis l'antique école de Cos, c'est-à-dire, depuis plus de vingt-trois siècles, toutes les chaires de médecine, bien qu'elles n'aient jamais commenté ou expliqué ce précepte, l'ont tour-à-tour fidèlement répété, mais, il faut le dire, comme l'écho répercute le son, sans la pensée qui vivifie.

3. Cependant le précepte suppose une règle nécessaire et connue ; une méthode qui repose sur des principes clairs et nettement définis, afin qu'on puisse en faire, en temps opportun, une juste application au traitement de la maladie, dans une médication *nécessairement* préventive et ayant pour base la notion bien déterminée de la genèse pathologique. Autrement où se trouverait la raison du précepte? où la règle dans son application ?

4. Ce n'est pas là, croyons-nous, ce que se propose l'école moderne; ce n'est pas ce qu'elle entend par les mots *principiis obsta.....,* puisque son enseignement, au point de vue de la pathologie des fièvres, ne s'accorde pas avec les prescriptions d'ailleurs si précises de l'aphorisme hippocratique qui, avant tout,

a pour objectif de prévenir ou d'empêcher le développement de la maladie.

5. En effet, il est en quelque sorte de règle dans la pratique médicale, tant l'usage a prévalu, d'attendre que la maladie soit *déclarée* ou *caractérisée*, c'est-à-dire que la lésion organique soit devenue manifeste, avant de préciser non-seulement le siège de la maladie, mais encore ce que l'on appelle improprement sa *nature*, afin d'en déduire le traitement.

6. Procéder ainsi, c'est se méprendre sur l'importance du rôle que remplissent les phénomènes physiologico-pathologiques généraux qui préludent au développement de la maladie et à sa marche réglée ; c'est détourner volontairement son attention de l'étude des premiers symptômes qui, en frappant nos regards, semblent nous convier en quelque sorte à prendre la voie de l'observation directe de la maladie dans sa totalité, condition sans laquelle l'on ne pourra jamais satisfaire au précepte dont nous venons de parler, ni atteindre à la notion de la genèse pathologique vraie, qu'il importe tant au médecin de connaître et de pénétrer.

7. Attendre, pour agir, que la lésion organique soit établie ; regarder cette lésion comme base essentielle et point de départ de l'état pathologique général, c'est accepter — sans examen préalable des éléments pri-

mordiaux de la maladie naissante — l'idée mère qui constitue le fond de la nosologie organicienne ; c'est se placer, comme de parti pris, dans l'impuissance radicale d'atteindre à la genèse pathologique ; c'est méconnaître les ressources que la nature met, d'une manière tout à la fois si simple et si libérale, à la disposition du médecin, afin qu'il puisse, par un traitement logiquement déduit d'une stricte observation, prévenir les maladies aiguës dans leur développement.

8. La déviation que nous signalons dans l'observation clinique de la fièvre ; l'omission que l'on a faite de l'étude des phénomènes pathologiques primigéniaux, qui saisissent au début l'ensemble physiologique de l'homme et que, par une aberration singulière, l'on voudrait cantonner dans les étroites limites de la lésion organique, sont la conséquence d'une fausse logique médicale qui, depuis longtemps, semble avoir pris à tâche de répudier l'union, pourtant si intime et si nécessaire, de la médecine et de la philosophie. (Note I.)

9. Cette dérogation aux principes de la méthode dans l'observation de la maladie est l'œuvre avouée de l'école anatomo-physiologique qui, en dépit de ses stériles recherches à la découverte de la genèse des maladies fébriles aiguës, continue de marcher dans les voies de l'exploration clinique à l'encontre de l'axiome posé par Bacon, avec l'autorité que donne à

la pensée la supériorité du génie : « *Medicina autem in philosophiâ non fundata, res infirmata est.* » (1)

10. De là cette remarque : « *Qu'est l'observation, si l'on ignore là où siège le mal?* » remarque qui, paraissant incliner vers la lésion organique comme base doctrinale, nous semble avoir pris son principe dans les doutes du jeune et brillant auteur de l'*Anatomie générale*, touchant la genèse des maladies aiguës, plutôt que dans l'idée organicienne proprement dite. (Note II.)

11. C'est cette pensée de Bichat que l'école moderne oppose au vieil adage de la scolastique du XVIe siècle : « *Ars medica est tota in observationibus* », adage qui est et qui restera l'expression la plus vraie des règles recommandées par Hippocrate et dont l'application s'étend aussi bien à la recherche et à la constatation des organopathies qu'à l'étude des phénomènes morbides généraux, d'après les principes contenus dans les aphorismes du médecin de Cos, pour la recherche de la vérité dans les sciences d'observation :

A. « Avant tout, les sens doivent s'exercer, et le » raisonnement vient après. Car le raisonnement n'est » qu'une sorte de *ressouvenir* des faits que l'obser- » vation nous a fait connaître.

(1) Bacon. *De dignitate et augmentis scientiarum*, 1624.

» La pensée qui s'appuie sur l'observation conduit
» à la vérité; mais si elle procède d'un raisonnement
» hypothétique et seulement vraisemblable, elle jette
» dans une situation pénible et fâcheuse; car on suit
» alors un chemin impraticable.

» Tout art doit son origine aux résultats de l'obser-
» vation de chaque phénomène, médités et réduits à
» des principes généraux. » (1)

---

12. Pour atteindre à la genèse des maladies fébriles aiguës, il faut commencer par séparer ce qu'il y a de *premier* dans les faits, en remontant par l'observation des symptômes propres de la modalité pathologique et de ses phénomènes généraux, en apparence si complexes, *jusqu'à cet état physiologique troublé qui n'est plus la santé dans son intégrité et n'est pas encore toute la maladie.* (Note III.)

13. C'est par l'observation directe de la maladie à sa naissance; par l'analyse des phénomènes particuliers, que l'on arrive à fixer les éléments morbides généraux avec lesquels nous allons formuler, sous forme de propositions, la synthèse pathogénique des maladies fébriles aiguës, dans ce qu'elles offrent

(1) Hippocrate. *De veteri medicinâ.* Dict. hist. de la médecine, T. III, page 141. — 1828. — Dezeimeris.

d'accessible aux sens et aux déductions d'une saine logique médicale en même temps que d'appréciable au contrôle sévère de la thérapeutique.

14. Si nous portons un regard attentif sur l'ensemble si varié des modalités pathologiques aiguës, sans parti pris pour une théorie nosologique quelconque, nous voyons que la fièvre les domine toutes ; qu'elle apparait constamment la première au seuil de la maladie, dont elle se montre comme le facteur seul saisissable à l'observation clinique.

15. La fièvre, considérée dans l'ensemble de ses manifestations, est un phénomène complexe, dont la nature intime ou l'essence échappe à toute définition.

16. Ce qui importe plus que de définir la fièvre et de discuter les idées diverses que l'on en a conçues, c'est de la faire mieux connaître dans ses principaux caractères constitutifs, en montrant, d'après les résultats positifs et précis de l'observation et de l'expérience, le rôle qu'elle remplit dans les maladies.

17. La sensation de froid ou frisson initial ; la fréquence des pulsations cardiaques ou artérielles ; l'accélération imprimée à la grande circulation et à la respiration ; l'élévation de la température et l'effervescence phlogistique de toute l'économie, l'agitation qui l'accompagne, la sueur ou moiteur qui la suit ; le

bien-être relatif, le calme, le repos et le rafraîchissement général qui succèdent à cet ensemble de symptômes dans un temps toujours réglé, apparaissent à l'observateur comme les caractères ordinaires et distinctifs de la fièvre.

18. La fièvre a été regardée comme un mouvement critique, comme un ferment salutaire d'épuration de l'économie, servant à l'élimination de principes mauvais ou morbifiques ; de là une sorte de tolérance chez la plupart des praticiens, tolérance qui, jusque dans les premières années du siècle où nous sommes, leur faisait une loi de ne tenter la guérison de la fièvre ou de n'employer les moyens de l'enrayer qu'après un certain nombre d'accès. (Note iv.)

19. Sans prétendre nier absolument la vérité de cette théorie, qui se rattache à celle des *Crises* d'Hippocrate et dont l'expérience semble parfois démontrer l'exactitude, nous dirons que cette donnée nosologique perd sensiblement de son importance, si l'on considère ce que la fièvre est en réalité, notamment quand le fébricitant se trouve livré à une médecine d'expédients, à une temporisation inconsciente des indications vraies, ou à une dangereuse expectation, cette médecine du doute. Combien de fois la fièvre ne devient-elle pas alors une cause d'aggravation, un agent fatal de destruction, de décomposition et de désagrégation, aussi bien des fluides que des solides

de l'économie, un trait d'union redoutable entre l'état aigu et l'état chronique ! Enfin, la fièvre n'est-elle pas le plus souvent un danger plus ou moins pressant, selon l'activité ou le degré de violence de la lutte qu'elle a entreprise contre la vie, qu'elle semble, pour ainsi dire, vouloir saisir jusque dans son essence ?

20. Considérées isolément ou dans leur ensemble, toutes les affections fébriles aiguës présentent, au début, une série de caractères communs qui semblent calqués les uns sur les autres et se montrent à l'observateur attentif comme l'expression d'une *unité primordiale*.

21. La *fièvre* est cette unité.

22. Dire ce qu'est la fièvre dans les principales manifestations qui la caractérisent suffit à sa définition, ainsi qu'aux nécessités étiologiques, diagnostiques et thérapeutiques qui s'y rattachent.

23. Non moins généralement connue dans la spontanéité de ses phénomènes physiologiques les plus saillants, que facile à distinguer et à constater dans ses phases diverses, la fièvre est cependant méconnue dans ses caractères primordiaux les plus importants, comme dans le mode de ses développements et les évolutions successives des formes pathologiques multiples et variées qu'elle engendre.

**24.** Par l'ensemble des phénomènes essentiels qui la constituent, la fièvre donne aux modalités pathologiques aiguës les caractères communs qu'elles revêtent à leur naissance, en montrant leur origine dans l'unité qui les domine.

**25.** L'unité pathologique que nous énonçons n'est point l'œuvre de l'homme ; l'observateur en constate seulement l'existence et en déduit les effets.

**26.** Expression initiale d'un acte physiologico-pathologique profond qui, dans ses manifestations, semble procéder d'une altération de la vie elle-même plus ou moins atteinte et diversement affectée, la fièvre, envisagée dans ses signes ou caractères extérieurs, se présente comme le facteur des altérations vitales, des perturbations fonctionnelles concomitantes. Elle engendre tout état morbide localisé ; en d'autres termes, la fièvre est la génératrice ou cause efficiente des fluxions inflammatoires, des affections ou altérations organiques si diverses qui constituent les individualités factices ou *espèces fébriles* des auteurs. Elle est également cause prochaine de divers états pathologiques si différents de forme ou d'aspect — *diphthérie, choléra, albuminurie, diabète, etc.,* — que les nosologistes ont laissés en dehors de leurs classifications pyrétologiques, comme si ces états morbides constituaient, non de simples variétés de forme mais autant d'entités à part. (Note v.)

**27.** Trompé par les théories organiciennes de l'enseignement scolastique sur la fièvre et sur les fièvres en général, et faisant dès lors abstraction de la donnée fondamentale pratique que nous énonçons, le praticien ne voit pas dans sa pleine clarté la filiation d'origine qui rattache à un principe commun morbigène les nombreuses variétés pathologiques qui se produisent sous ses yeux.

**28.** C'est à l'ignorance de ce grand fait, qui domine la pathologie des maladies aiguës ; c'est à l'absence de ce point de repère dans l'étude des variétés morbides ; c'est au voile épais qui semble cacher à ses regards la genèse de la maladie, qu'il faut attribuer les doutes du médecin et ses incertitudes au lit du malade : la confusion qui se fait ici dans son esprit, au début des maladies fébriles, vient tout simplement du désordre apparent de la marche évolutive des phénomènes d'un état morbide dont la synthèse génésique lui échappe.

**29.** Et pourtant, c'est du milieu de la variété pathologique et de l'apparente confusion dans l'observation des maladies fébriles, que naissent l'ordre et l'harmonie ; tout ce qui est manifestations physiologiques morbides s'y lie et s'y enchaîne en réalité d'une manière non moins admirable qu'évidente et simple, comme tout ce qui est primordialement ordonné et que, dans un autre ordre de faits, l'on a si justement nommé l'*Art* ou l'*Ordre de Dieu*.

30. En dehors des conditions essentielles et nécessaires de mesure et d'harmonie dans le domaine de la pathologie des maladies fébriles, tout, au point de vue de leur genèse, est obscurité, incohérence dans l'ensemble des faits, doute et instabilité dans les classifications nosologiques comme dans les théories ; et la médecine clinique, ne s'inspirant que de systèmes *a priori*, se trouve privée de principes et de doctrine. Ainsi découronnée de son caractère scientifique, la médecine pratique perd de sa vraie dignité et le clinicien lui-même n'ayant plus ni certitude, ni règle de conduite, devient le perpétuel jouet de l'esprit de système, livré à une sorte de routine, dont le malade n'est que trop souvent exposé à subir les déplorables conséquences.

31. Si nous cherchons, sans prévention, avec bonne foi et simplicité ce qu'il y a de *premier* dans les maladies aiguës, nous ne trouvons à leur naissance qu'un simple état fébrile, d'intensité souvent variable, offrant les manifestations caractéristiques constantes qui confirment la fièvre dans l'unité.

32. Contrairement à cette donnée de l'observation clinique, les nosologistes, guidés dans leurs classifications des maladies par un *naturalisme* systématique,

imbus d'idées fausses et arbitraires, eu égard à la diversité des modalités pathologiques consécutives, admettent une foule d'*espèces* de fièvre sur lesquelles ils ne sont jamais d'accord, et plus ils en augmentent le nombre, plus la notion d'ailleurs si simple de la fièvre dans sa genèse et ses manifestations les plus essentielles s'obscurcit à leurs yeux.

33. C'est ainsi qu'à l'exemple de Boissier de Sauvages, la plupart des nosologistes, appliquant à la pathologie le système de classification des plantes, — idée que l'éminent professeur de Montpellier a puisée dans ses entretiens familiers avec le célèbre Linnée — distribuent, rangent les maladies et une foule de symptômes, souvent secondaires, par *ordres, genres* et *espèces*. Comme si les maladies, qui sont des accidents ou altérations dans la santé de l'homme, étaient autant d'*entités* pathologiques distinctes et offraient la moindre analogie avec les plantes, êtres complets et parachevés, ayant leur vie propre en tant qu'*espèces véritables*, naturellement distinctes les unes des autres et qui, comme *individualités*, demeurent parfaitement déterminées dans leur organisation et leurs caractères extérieurs, suivant l'ordre divin de la Création.

34. Dans l'ordre hiérarchique des phénomènes sensibles, la fièvre, toujours la première rendue au commencement de toutes les maladies ou plutôt de

toutes les formes ou modalités pathologiques fébriles, est donc primitive ou *primigéniale*.

35. Envisagée au point de vue de la *fonction* importante qu'elle remplit dans la maladie ; considérée dans la spontanéité, la constance et la généralisation de ses manifestations, dans l'ensemble des phénomènes qui la caractérisent et dans ses effets, la fièvre est non-seulement constituée dans l'unité, mais elle est encore force accidentellement surajoutée au dynanisme vital ; elle est puissance pathogénésique en acte ; elle s'étend à tout l'organisme qu'elle tient dans une dépendance relative, et tout ce qui est mouvement, fonctions organiques, actes vitaux quelconques subit son influence morbifique.

---

## II.

36. La fièvre et les phénomènes pathologiques qui sont sous sa dépendance, liés dans les rapports de cause à effets, sont régis par *une loi* commune.

37. Cette loi se montre en pleine lumière dans tout état fébrile à son début, ainsi que dans toutes les affections à type intermittent, quelle que soit leur dénomination nosologique.

38. En pathologie, la loi est d'ordre génésique, c'est dire qu'elle n'est pas de l'homme et qu'elle est nécessairement contenue dans le plan providentiel.

39. Si la fièvre, dans sa marche, comme dans l'action directe qu'elle exerce sur la production des diverses formes pathologiques, n'était pas subordonnée à une loi générale, elle serait semblable à une force aveugle, continue, fatalement destructive, que le praticien serait impuissant à conjurer ou à réprimer. N'est-ce pas à cet état de force aveugle que les théories organiciennes, qui méconnaissent la généralisation de la loi, ont amené la fièvre dans la pratique médicale ?

40. La loi pathologique prend sa raison d'être dans la nécessité de son existence,
La nécessité de la loi répond à des nécessités nosologiques et thérapeutiques absolues; à des nécessités d'indication ou d'opportunité, dans lesquelles se réfléchit le premier et principal but de la médecine qui est de *prévenir*.

41. En pathologie, prévenir c'est guérir; c'est même excellemment l'œuvre de la médecine et le premier devoir du médecin, puisque la prévoyance est la condition essentielle de toute science : la médecine qui n'aurait pas pour elle la certitude dans la pré-

vision serait par celà même déchue du caractère qui peut seul la constituer à l'état de science.

42. Pour acquérir la prévision au lit du malade, au début d'une maladie fébrile quelconque et satisfaire au précepte non moins absolu que vrai, en même temps que profondément philosophique : *Principiis obsta.....,* il est nécessaire de remonter à la genèse de la maladie et d'acquérir la claire notion de la loi qui la régit dès le commencement comme dans le cours de ses évolutions successives.

43. Pour atteindre à l'évidence dans la recherche de la loi pathologique, il faut donc, dans une indé-¬endance complète d'idées préconçues, observer la fièvre à son début, étudier et comparer entre elles les modalités observées; analyser leurs phénomènes primordiaux, les rapprocher les uns des autres dans les nombreuses variétés morbides, afin d'apercevoir plus clairement leurs caractères communs, mieux saisir leurs rapports et arriver ainsi, par la synthèse des faits, à déterminer, dans une généralisation simple et lumineuse, leur subordination à une loi commune.

44. La loi pathologique est immatérielle ou intangible, ce qui est l'indice de son essence et de son origine.

45. Toute loi implique une sanction spéciale ou particulière.

46. La sanction pratique d'une loi d'ordre pathologique réside dans la médication spécifique qui réduit cette loi à l'inaction, en suspendant ou en enrayant ses manifestations.

47. Le mouvement et le repos, celui-ci absolu ou relatif, sont, dans leurs alternances rhythmiques, les conditions ou attributs essentiels de la loi pathologique ; là où ces attributs font défaut, la loi est absente, elle n'existe pas.

48. En pathologie, l'ignorance de la loi dans sa généralisation pleine et entière exclut la notion de la genèse et de la synthèse vraies des maladies fébriles, et conséquemment aussi de toute méthode préventive de traitement, logiquement déduite.

49. La médecine n'a jamais déterminé aucune loi pathologique fondamentale qui réunisse les conditions nécessaires ci-dessus énoncées, d'où son impuissance à formuler la doctrine des *fièvres* et leur vraie thérapeutique.

50. L'organicisme médical prétendrait en vain trouver les caractères et la raison d'une loi dans une lésion phlegmasique ou dans un phénomène local quelconque, nécessairement d'ordre secondaire, toujours dépendant et qu'il est par conséquent de l'essence

même de la loi de dominer et de gouverner. (1)
(Note vi.)

51. Une saine philosophie médicale, appuyée sur
la logique des faits, dans une rigoureuse analyse des
phénomènes primordiaux et leur judicieuse interprétation, repousse la prétention illégitime de l'organicisme à fixer la doctrine des fièvres.

52. La fièvre, regardée d'ordinaire dans la plupart
des maladies aiguës, comme un phénomène simplement accessoire et concomitant, comme un symptôme,
un simple effet, est- au contraire le fait primordial
dominant, la *vis impulsiva* des maladies aiguës,
l'unité pathologique constamment soumise à la loi
de périodicité, bien que cette loi n'ait jamais été
constatée ni formulée par les nosologistes, du moins
dans sa pleine généralisation.

53. Une observation clinique attentive et longuement
poursuivie des phénomènes ou manifestations de la
fièvre, ne permet pas d'admettre comme vraie l'existence des fièvres dites *continues* des auteurs, c'est-à-
dire, sans un temps de repos *absolu* ou *relatif;* et
la science, tout en accordant la plus grande place

______

(1) Ainsi l'*endocardite*, appelée *loi de coïncidence* dans le
rhumatisme aigu et la diarrhée, dite *cholérine*, considérée
comme *loi du choléra*.

dans les cadres nosologiques aux fièvres qu'elle qualifie de continues, s'en est toujours tenue, sur ce point si important de doctrine, à de simples allégations ou affirmations sans preuves.

54. La théorie des fièvres dites continues, formellement démentie par l'observation clinique fondée sur la logique des faits, en rendant impossible l'application régulière, opportune et sûre dans ses résultats d'une méthode thérapeutique directe de la fièvre en général, frappe la pathologie contemporaine d'impuissance doctrinale.

55. Dans les fièvres réputées continues, rémittentes continues, ou mieux, tout simplement rémittentes, le premier type s'est changé en celui de rémittent, c'est-à-dire qu'à l'accès vespéral a succédé ou s'est ajouté un accès diurne, toujours moins intense que celui de la nuit.

56. L'étude approfondie des fièvres ou maladies fébriles aiguës, quelle que soit leur dénomination, en révélant les procédés toujours si simples que la nature met en œuvre dans le développement, la marche constamment réglée de la fièvre, notamment au début, confirme comme règle générale, la proposition suivante :

57. La fièvre est périodique.

58. La périodicité se déduit des alternances d'action et de suspension du mouvement fébrile et de la marche réglée des actes pathologiques qu'il provoque ou sollicite.

59. La périodicité est l'attribut essentiel et constant de la fièvre ; elle constitue la loi qui domine et régit la pathologie des fièvres.

60. L'observation clinique perçoit la périodicité ; elle la constate, en déterminant la succession des faits qui la constituent : le caractère seul de ses manifestations la définit.

61. La périodicité en tant que loi, par la réalité et la généralisation du rôle dominant qu'elle remplit dans le domaine de la pathologie générale, exclut toute idée de continuité dans la manifestation et la marche des phénomènes morbides, en même temps qu'elle implique, comme complément et couronnement doctrinal, l'existence nécessaire de 'la double unité pathologique et thérapeutique.

62. La périodicité apparaît constamment dans les manifestations symptomatiques initiales des maladies aiguës ; c'est-à-dire dès le commencement de cet état physiologique troublé qui n'est plus la santé dans son intégrité et qui sera bientôt la maladie.

63. C'est particulièrement à ce moment, où l'on prend l'étude de la maladie *ab ovo*, qu'il faut se reporter pour mieux distinguer la cause des embarras, les doutes et les incertitudes du praticien qui n'a pu encore constater aucune lésion matérielle organique ; doutes et incertitudes qui se traduisent si souvent au lit du malade par ces expressions, dont le sens à demi-voilé est facile à saisir : « Il y a de la fièvre, c'est vrai ; mais la maladie n'est pas déclarée, elle ne présente encore aucun caractère déterminé : il faut attendre, nous verrons, etc... » (Note VII.)

64. La périodicité peut varier dans ses modes, mais son caractère essentiel d'alternance demeure invariable.

65. Le caractère essentiel de la périodicité étant invariable, elle conserve pour attribut constant la répétition rhythmique des alternances d'action et de repos absolu ou relatif.

66. La fièvre, dans ses manifestations initiales, présente rarement un caractère violent ou grave : le caractère périodique de ses stades — qui ne sont pas toujours également accentués — ne saurait néanmoins échapper à une observation attentive, en tant que signe distinctif et constant de la loi.

67. La périodicité revêt deux types successifs, l'intermittent et le rémittent.

**68.** Avec le type intermittent, le mouvement fébrile atteint son paroxysme au milieu de la nuit, l'apyrexie étant absolue au milieu du jour.

**69.** Quand le type intermittent passe au type rémittent, celui-ci se règle en deux accès, séparés par un temps de repos — relatif ou incomplet — du mouvement pyrétique, aussi bien que des symptômes généraux : c'est la deuxième période de la fièvre en marche réglée.

**70.** Dans le type rémittent, l'heure du paroxysme vespéral demeure la même que dans le type intermittent primitif, celle du paroxysme diurne se produisant au milieu du jour; d'où le double temps de repos, dit de *rémission*, se réglant d'ordinaire de cinq à huit heures du matin et de cinq à huit heures du soir, par l'apaisement du pouls, la diminution du nombre de ses pulsations, l'abaissement de la température, l'atténuation ou la disparition graduée des symptômes généraux.

**71.** Quelle que soit la forme ou modalité pathologique dont on constate l'existence, que son siège soit extérieur ou intérieur, qu'il s'agisse d'un érysipèle ou d'une pneumonie, d'un phlegmon ou d'une pleurésie; d'une méningite ou d'un rhumatisme articulaire; d'un érythème noueux ou d'un *purpura hemorrhagica*; d'une péritonite ou d'une phlébite, d'une névropathie ou d'une hémorrhagie non traumatique; en un mot, quelle que soit la modalité existant actuellement ou à intervenir, la fièvre, toujours une et préexistante, demeure soumise à la même loi.

72. La fièvre dite *chirurgicale*, celle qui suit les opérations ou qui se développe à l'occasion de blessures par armes à feu et de laquelle, lorsqu'elle est abandonnée à elle-même, procèdent la pourriture d'hôpital, l'infection purulente, etc., n'échappe pas à la loi générale qui règle le mouvement fébrile. (1) (Note VIII).

73. Un certain nombre d'affections, en apparence très-différentes des fièvres aiguës et semblant de nature à écarter l'idée de préexistence de la fièvre, anémie, albuminurie, hémorrhagie, diabète sucré, adénites aiguës et sub-aiguës, etc., ne laissent pas de se montrer souvent, à la lumière d'une observation attentive, régies par la loi de périodicité.

(1) L'étude clinique de la fièvre, considérée dans ses rapports avec les affections chirurgicales dont nous venons de parler, fournit des aperçus étiologiques et nosologiques précieux, à peu près complètement négligés ou méconnus, qui répandront un jour d'utiles lumières sur les accidents qui sont une suite de l'infection nosocomiale. Nous reviendrons sur ce point dans nos *Considérations sur la pathogénie des maladies fébriles aiguës.*

**74.** Le mouvement fébrile, avec les alternances de repos et d'actions physiologiques qui l'accompagnent, peut demeurer plus ou moins de temps stationnaire, c'est-à-dire, sans manifestations importantes dans l'état pathologique, si ce n'est une intensité plus prononcée des phénomènes généraux dépendants de la fièvre.

**75.** C'est généralement à l'heure où le paroxysme de la fièvre atteint son plus haut degré d'intensité, — de dix heures du soir à deux heures du matin, — que s'établissent les congestions hypérémiques et les altérations pathologiques diverses qui vont bientôt constituer *la période d'état* ou troisième période de la fièvre : c'est la maladie aiguë de l'école contemporaine, maladie désormais pourvue de tous ses éléments constitutifs.

**76.** Dans cette période, les lésions inflammatoires qui viennent aggraver la maladie en s'ajoutant à l'ensemble des phénomènes généraux, s'établissent à une époque d'autant plus rapprochée de l'invasion de la fièvre, que celle-ci a manifesté dès le début une intensité plus prononcée, un caractère plus aigu, ou que *son génie* lui a imprimé une tendance plus marquée aux complications organiques.

**77.** Toutes les affections aiguës, sous quelque nom qu'on les désigne, peuvent devenir le point de départ de lésions organiques persistantes, c'est-à-dire, l'origine de maladies qui, n'ayant pas complètement guéri, constitueront plus tard des affections chroniques. (Note ix.)

78. Les affections organiques ou lésions chroniques, sont des maladies aiguës qui n'ont guéri qu'imparfaitement, soit par des circonstances indépendantes du médecin, soit par ignorance de la genèse pathologique, et conséquemment, par l'impossibilité où l'on s'est trouvé de prévenir ces maladies, en leur opposant une médication basée sur des indications méthodiquement définies.

79. La chronicité dans la maladie n'exclut pas la périodicité dans les manifestations de la fièvre; c'est dire une fois de plus que celle-ci est toujours régie par la même loi.

80. Quand elle apparaît au cours d'une phlegmasie organique quelconque, plus ou moins ancienne, la fièvre revêt bientôt le type rémittent.

81. Le retour de la fièvre chez un sujet actuellement atteint d'une affection chronique, ravive la phlegmasie organique locale assoupie ou latente, laquelle, après avoir subi un temps d'arrêt plus ou moins long, reprend ainsi, sous l'action du dynamisme fébrile, un nouveau caractère d'acuité qui en fait parfois comme une lésion de fraîche date.

**82.** Dans ces conditions nouvelles de recrudescence, les affections chroniques, — et notamment les maladies pulmonaires, — jusque-là soumises à un repos temporaire, complet ou relatif, empruntent à la nouvelle transformation ou modification phlogistique que la fièvre leur imprime, le bénéfice d'une curabilité quelquefois possible, ou du moins, la suspension, l'apaisement des phénomènes pathologiques généraux, avec la réduction de la lésion locale à son état antérieur, sous l'influence d'un traitement approprié.

**83.** Si l'on considère les affections chroniques dans leurs manifestations physiologiques générales et au point de vue de leur origine première, c'est-à-dire, dans leur liaison synthétique avec la maladie primitive sur laquelle la fièvre les a en quelque sorte greffées ; on ne tarde pas à reconnaître que leur étude clinique est appelée à répandre un jour nouveau sur la pathogénie, la diagnose et la thérapeutique des maladies chroniques, et particulièrement de celles qui n'ont pas encore déterminé dans l'économie une sorte d'état diathésique qui les place d'ordinaire au rang des cas devenus incurables.

B. « On ne peut pas, a-t-on dit, traiter préventi-
» vement les maladies aiguës, mais on peut traiter
» préventivement les maladies chroniques.... *On ne*
» *les voit* — les maladies aiguës — *que lorsqu'elles*
» *existent manifestement, on ne peut donc pas*

» *les traiter en l'absence de leurs symptômes*
» *propres.* » (1)

84. C'est le contraire qui est vrai. En effet, cette proposition renferme une grosse erreur, suite d'une confusion d'idées qui provient d'une observation clinique incomplète ou d'une fausse interprétation des phénomènes morbides initiaux, dont on a méconnu l'importance.

85. On ne traite pas *préventivement* une maladie chronique que l'on ne peut plus prévenir *thérapeutiquement*, dès lors qu'elle est établie depuis un laps de temps plus ou moins long.

86. L'unique moyen de prévenir une affection chronique — toujours résultant d'un état pathologique aigu — consiste tout simplement à traiter celui-ci en voie de formation, en opposant immédiatement à la fièvre, qui en est le principe, un traitement méthodiquement combiné et dirigé avec discernement et persévérance.

87. Et ici, nous ne devons pas nous méprendre, car il importe de ne point perdre de temps dans les

(1) Aperçu sur les cures préventives des maladies de poitrine, par le D<sup>r</sup>... P...., membre de l'Académie de Médecine... Mémoire lu devant l'Académie, en Juillet 1870.

tâtonnements stériles, dans les essais thérapeutiques incertains, non plus que dans une trompeuse et dangereuse expectation au lit du malade : il faut se hâter de saisir l'opportunité, l'indication première ; en un mot, il faut combattre la fièvre, l'attaquer au moment le plus rapproché de son invasion, si l'on veut arriver à prévenir ou à atténuer les localisations ou complications consécutives. C'est ainsi qu'en traitant la fièvre à son début on pourra, le plus souvent, l'enrayer dans sa marche, devancer les lésions organiques et, par là même, empêcher les maladies chroniques.

88. La proposition dont nous avons donné le texte B, serait inintelligible, si l'on n'en trouvait l'explication toute simple dans la manière dont la médecine contemporaine envisage à leur début les états fébriles que les nosologistes n'ont pas encore qualifiés ou qu'ils laissent innomés à leur naissance, attendu que la théorie organicienne prétend, contrairement à toute évidence, que leurs symptômes propres ou caractéristiques n'existent pas encore ; ce qui revient à dire que la lésion organique, dont on attend l'éclosion d'un générateur inconnu ou idéal, ne s'est pas encore produite ou localisée, d'où cette conclusion boiteuse, que la maladie n'étant pas définitivement instituée ou complétée, l'on ne peut la traiter.

89. Ce que nous venons de dire explique comment, d'après l'opinion généralement admise et trop docile-

ment acceptée dans la pratique médicale, la fièvre, sans complication encore appréciable, ne pouvant constituer une entité pathologique telle que l'école positiviste la conçoit, c'est-à-dire sans le fait matériel accompli, il s'en suit — conséquence inévitable d'un principe faux — qu'au chevet des fébricitants, les médecins de cette école sont fatalement amenés à mettre d'eux-mêmes à découvert, dans l'inanité d'une thérapeutique d'expédients ou dans l'impuissante immobilité d'une médecine d'expectation, l'instabilité et l'incohérence de leurs stériles théories sur la fièvre.

90. L'idée qui a donné naissance à cette allégation que « *l'on peut traiter préventivement les maladies chroniques,* » est au fond la même que celle qui, sous prétexte d'absence des symptômes propres, affirme que l'on ne peut pas appliquer un traitement préventif aux maladies aiguës.

91. La véritable pierre d'achoppement dans le traitement des maladies aiguës provient, en effet, de ce que le praticien, négligeant de s'occuper de la fièvre, suivant les enseignements erronés de l'école, regarde comme caractère fondamental et distinctif, comme élément substantiel et substance même de la maladie, la lésion organique proprement dite, lésion dont il attend à constater la pleine réalisation avant de donner un nom à la maladie, de lui assigner une place dans le cadre nosologique, et d'instituer son traitement.

92. Pour se rendre compte de la nécessité et des avantages du traitement préventif de la fièvre, il faut, avec une patience persévérante, qui ne connaît ni les défaillances ni les découragements, s'appliquer à l'étude aussi minutieuse qu'approfondie des fièvres, soit épidémiques, soit individuelles, au double point de vue de leur genèse pathologique et de la loi qui les gouverne dans leur marche, leur développement plus ou moins rapide, dans leurs phases successives et jusque dans leur période d'*augment ou d'état.*

93. L'étude clinique la plus propre à mettre en relief le rôle important de la fièvre est celle des pyrexies si communes qui se présentent journellement à l'observation en une suite logique de phénomènes caractéristiques, toujours réglées dans leur marche et que nous trouvons comprises dans cette singulière trilogie, connue dans la pratique médicale sous les vagues dénominations de : fièvre catarrhale, fièvre muqueuse, fièvre typhoïde.

94. Il se dégage de la conception de ce groupe nosologique, de son étude analytique, de la disposition et de l'arrangement permanents des mots qui le désignent, de l'ordre successif et de l'immutabilité dans leurs rapports des éléments qui le constituent, un sens logique, clair et expressif, portant avec lui un enseignement qui doit fixer d'autant plus l'attention du médecin qu'il montre l'état typhoïde comme le

dernier terme de l'élaboration échelonnée de la fièvre, depuis son point de départ jusqu'à la réalisation des éléments morbides qui constituent cette modalité pathologique.

95. En effet, il y a dans ces diverses dénominations des phases de la fièvre en marche, à partir de sa simplicité native jusqu'au degré le plus élevé des modalités qu'elle engendre et auxquelles elle aboutit si souvent, quand elle n'a pas été efficacement combattue ; il y a là, disons-nous, dans la disposition relative des mots : catarrhale, muqueuse et typhoïde, consacrés par une fausse ou inconsciente notion des caractères essentiels de la fièvre, un ordre voulu, que l'on ne peut intervertir sans rompre leur liaison logique et naturelle ; une progression imitative de la nature, qui est l'expression ·des évolutions successives d'un état fébrile constamment soumis dans son cours à l'invariable loi de la périodicité.

96. Ainsi l'on ne peut, sans aller à l'encontre de la logique des faits, changer l'ordre successif des mots : catarrhale, muqueuse et typhoïde, pour désigner le groupe nosologique en question, parce que ces phases d'un même état fébrile, dont tous les phénomènes se suivent et s'enchaînent, ne constituant pas, chacune prise isolément, une entité pathologique distincte ; ce serait intervertir l'ordre naturel des faits morbides.

97. Après l'étude clinique, qui nous apprend tout

ce qu'il est nécessaire que nous sachions de la fièvre proprement dite, de ses caractères essentiels et de ses rapports avec les maladies particulières ou épidémiques, où trouver un témoignage plus concluant touchant l'importance de la *fonction* de la fièvre dans la maladie, que celui qui nous est offert par la *trilogie* ou *gamme* pathologique, à propos de laquelle la Société de Médecine de Lyon, mettait naguère au concours les questions suivantes :

C. « Dans nos climats tempérés, les fièvres, catarrhale, muqueuse et typhoïde, forment-elles trois maladies distinctes ?

» En cas de réponse affirmative, comment les dis-
» tinguer et les traiter ? »

98. C'est en vain que la seconde question semble prévoir une réponse à peine douteuse dans le sens affirmatif. Le problème a été posé il y aura bientôt vingt ans... à quand la réponse ? On l'attendrait en vain, car elle est impossible dans le sens textuel du programme de la savante Société.

99. A quand aussi la solution de cette variante du même problème qui, si notre mémoire ne nous trompe, a été formulée il y aura bientôt un demi-siècle ?

D. « Une fièvre typhoïde étant donnée, quel doit en
» être le traitement ? »

Ne dirait-on pas, d'après les termes de cette

question, que la notion de la genèse de la fièvre
typhoïde est chose parfaitement déterminée et désormais acquise à la science? Et cependant....., où en
est-on?

100. Il y a dans ces divers programmes, assurément
d'une haute importance, mais faussés dans leurs principes et mal déterminés dans le but; il y a dans
ces essais réitérés de solution impossible avec les
données théoriques sur lesquelles on s'appuie, il y a
là, disons-nous, dans ces stériles tentatives, comme
l'expression d'un indéfinissable malaise de la science
médicale de notre temps qui, sollicitée par un
instinctif besoin de lumière et de vérité, cherche
à se dégager des liens incommodes du doute,
et dont tous les efforts n'ont abouti jusqu'ici qu'à
mettre dans une plus complète évidence le vide et
l'impuissance des théories organiciennes sur les fièvres
en général, et particulièrement sur ce que l'on appelle,
d'un terme si vague, la fièvre typhoïde.

101. Ce n'est pas en prenant pour base les théories
admises de nos jours sur la fièvre, que l'on parvien-
dra à établir une distinction fondamentale et nettement
formulée entre ces trois entités de commande qui,
sous une apparente variété de formes, sont complètement méconnues dans la simplicité et l'unité de leur
origine. On se heurtera en vain dans cette recherche
à une impossibilité de différentiation, inhérente à la

nature même des caractères primordiaux communs à ces trois états fébriles, dont les évolutions successives révèlent à l'observateur attentif une pyrexie unique, soumise à une même loi, d'une évidence certaine.

102. Quant au traitement, quelque nombreux et variés que soient les remèdes tour à tour expérimentés ou préconisés avec plus ou moins d'éclat et presque aussitôt abandonnés, l'on est toujours en quête d'un nouveau remède; nous ne disons pas d'un nouveau traitement de la fièvre typhoïde, attendu que de tout temps l'on a, sous des dénominations diverses, traité cette fièvre, soit d'une manière soit d'une autre, tenant plutôt compte de la vogue éphémère du remède lui-même ou de la notoriété scientifique de son inventeur que d'indications thérapeutiques sérieuses et correcte-ment définies.

103. Au lieu de tenter empiriquement et par une sorte de divination la découverte d'un antidote de l'état typhoïde ; au lieu de regarder à travers les obscu-rités dont l'organicisme voile aux yeux du clinicien la genèse propre de cette modalité fébrile, ne serait-il pas plus conforme à une bonne logique médicale, de remonter, par les procédés méthodiques d'une judi-cieuse expérimentation clinique, à l'origine du mou-vement fébrile, pour en déduire un traitement en concordance physiologique avec l'origine et le mode de développement de cette grave et dangereuse pyrexie,

qui prend les éléments de sa formation dans les phases qui la précèdent ?

104. Qu'il nous soit permis d'énoncer ici un fait tout simplement vrai et dont notre pratique est la démonstration de chaque jour : nous ne voyons, pour ainsi dire plus, depuis longues années, de fièvres graves, typhoïdes ou autres, que celles qu'il ne nous a pas été donné de traiter à leur début; et encore comptons-nous parmi celles-ci, lors même qu'elles ont acquis un certain degré de gravité, des guérisons nombreuses, dont nous aurions été tenté de désespérer complètement, si une longue expérience ne nous avait appris combien la méthode dont nous exposons les principes dans ce travail, est fondée dans la vérité et féconde en heureux résultats.

105. Si au lieu de chercher en dehors de la maladie la raison de sa vraie genèse et d'abandonner le solide terrain de l'observation clinique, c'est-à-dire, l'étude directe de la maladie vivante, pour des conceptions souvent plus spéculatives que pratiques ; si au lieu de tourner le dos à la maladie pour ne s'occuper que d'ingénieuses et savantes théories, que l'on s'efforce en vain d'enter sur des recherches plus ou moins expérimentales et qui n'ont, jusqu'ici, répandu qu'une lumière douteuse sur ce que l'on appelle si improprement la nature de la *fièvre typhoïde* et sur son traitement ; si moins soucieux de théories sans cohé-

sion, d'essais infructueux de doctrine, de décevantes conceptions pathologiques et thérapeutiques, souvent déduites de prétendues germinations morbigènes, on se fût attaché à suivre tout simplement la voie plus facile et plus féconde que conseille le simple bon sens et qu'indique la nature elle-même dans l'étude des états fébriles en question, on n'eût pas été réduit à emprunter au déplorable scepticisme qui domine la pratique médicale contemporaine cette pensée banale que nous avons si souvent entendu exprimer : « *La fièvre typhoïde est la bouteille à l'encre de la pathologie.* »

106. Et comment en serait-il autrement? dès lors que, regardant la fièvre comme un simple symptôme, l'on veut qu'elle soit à la maladie ce que l'ombre est au corps; que, ne tenant aucun compte de l'importance de ce phénomène primurdial, il devient en quelque sorte de règle d'attendre, pour instituer un traitement, que la fièvre ait troublé l'économie, envahi ou lésé un appareil organique essentiel par des poussées inflammatoires, ou attaqué plus directement la vie par une imprégnation infectieuse de la constitution, par la dissociation des éléments constitutifs des humeurs, et particulièrement du sang, comme c'est souvent le cas dans les fièvres graves. N'est-ce pas à cette manière de considérer la fièvre dans ses rapports avec la maladie, qu'il faut attribuer la mortalité si grande dans les affections typhoïdes et autres fièvres,

ainsi que la fréquence des maladies chroniques, comme suite des modalités pathologiques aiguës ?

107. Jusqu'à quand faudra-t-il donc s'en tenir sur ce point de doctrine au *magister dixit?* et, se laissant arrêter par les doutes et les incertitudes du maître, à quand remettra-t-on l'interprétation logique des faits qui se produisent dans une sphère d'observation demeurée providentiellement accessible aux investigations et aux appréciations du clinicien?

108. C'est à la recherche et dans les conceptions systématiques des théories médicales, que, trop souvent, les esprits les plus distingués sont exposés à s'égarer, quand ils s'écartent de la voie droite de l'observation directe des faits cliniques. Aussi ne devons-nous pas perdre de vue que tout dans les opérations de la vie, de la vie morbide aussi bien que de la vie hygide, est soumis à un dynamisme, à une force mouvante qui entretient tous les actes de l'organisme humain, et cela dans un ordre non interrompu et une subordination hiérarchique, en des proportions constamment harmoniques et d'une admirable régularité.

109. Pénétrons-nous bien de cette pensée ; c'est que le Créateur a dû nécessairement mettre dans les opérations de notre économie et jusque dans celles qui préludent aux premières manifestations de la

maladie, avec la clarté qui les fait distinguer, la simplicité qui en est le caractère constant, afin de rendre les symptômes qui la constituent au début plus facilement et plus sûrement accessibles dans une juste et nécessaire prévoyance. Défions-nous donc de nous-même à cause de notre tendance à chercher presque toujours dans les hautes régions de la pensée ou les subtiles conceptions de l'esprit des vérités que la Providence a pris le soin de placer, pour ainsi dire, sous notre main.

110. Ce n'est pas seulement dans les modalités pathologiques particulières, soit aiguës, soit chroniques, que nous avons déjà nommées, que la périodicité remplit le rôle qui lui est dévolu au commencement et dans le cours de ces affections.

111. Certaines maladies chroniques que l'on regarde comme spécifiques ou diathésiques, nous montrent encore la loi de périodicité régissant la manifestation des phénomènes généraux au développement desquels elle a présidé dès les premières atteintes, c'est-à-dire dans la période initiale de la maladie.

112. C'est ainsi que la fièvre, dans la phtisie pulmonaire, comme dans plusieurs autres affections réputées diathésiques, présente dans la marche de ses manifestations le témoignage indéniable de la loi de périodi-

cité, qui se continue jusque dans la période ultime de la maladie.

113. Si cette proposition suscitait quelques doutes, il suffirait de demander à l'observation clinique comment et combien de fois les bronchites, les pneumonies, etc., etc., se transforment en phtisies confirmées; car la phtisie n'est pas toujours une maladie spécifique primitive ou commençante, mais, bien plus souvent qu'on ne pense, la période ultime d'affections pulmonaires chroniques dégénérées, qui ont fini par aboutir à la forme tuberculeuse.

114. Ce que nous disons de la phtisie pulmonaire peut également s'affirmer de plusieurs autres modalités pathologiques et particulièrement de la méningite, que l'on qualifie si volontiers aujourd'hui de tuberculeuse. De notre temps, il semble un peu de mode que toutes les fièvres, ou à peu près, soient plus ou moins typhoïdes ou plus ou moins muqueuses, comme toutes les méningites, surtout la forme convulsive du premier âge, sont plus ou moins dosées de tubercules. Si toutes ces théories nosologiques ont le mérite de ne rien ajouter à la sécurité des malades ni à la science du médecin, elles peuvent du moins servir d'abri commode contre certaines éventualités dont il paraît quelquefois prudent de se garer dans la pratique.

115. Quand on fera au traitement de la fièvre et à

ses tendances congestives ou organopathiques l'application méthodique d'une thérapeutique vraiment préventive, le chiffre des pneumonies, des bronchites, des affections tuberculeuses acquises, pulmonaires ou autres, deviendra bien moins considérable.

116. Il n'est pas jusqu'à cette période de la phtisie pulmonaire que l'on désigne sous la dénomination non moins étrange que pittoresque de *phtisie galopante* qui, sous l'action des coups de fouet que lui imprime périodiquement la fièvre, ne présente dans ses allures plus ou moins accélérées les traces persistantes d'une périodicité qui va bientôt s'éteindre avec la vie elle-même, dans l'incohérence ou la confusion apparente des phénomènes physiologiques morbides, suscités dans l'économie sous la double influence de la fièvre et des réactions résultant des lésions organiques.

117. Quand le praticien voudra ralentir les allures trop précipitées de la phtisie galopante et l'obliger à prendre le pas, il suffira qu'il lui oppose le frein nécessaire, c'est-à-dire, qu'il combatte la fièvre.

118. Les exacerbations paroxystiques de la période ultime qui se produisent en oscillations tumultueuses de l'organisme aux prises avec la maladie à son maximum d'intensité, sont, avec les intervalles d'apaisement relatif qui leur succèdent, un dernier témoi-

gnage affirmant, *usque in extremis*, le principe de la périodicité qui régit la fièvre depuis le commencement jusqu'à la fin des maladies chroniques comme des maladies aiguës.

119. La mort elle-même, par l'heure à laquelle elle arrive le plus souvent — au déclin d'un paroxysme, vers l'aube du jour — ne semble-t-elle pas apporter aussi sa lugubre sanction à la loi générale de la périodicité pathologique?

120. Le jour n'est peut-être pas loin — Dieu veuille en avancer le terme, — où cette loi étant reconnue et acceptée dans sa pleine généralisation, le médecin pourra prévenir plus souvent et plus sûrement les phlegmasies aiguës, les fluxions ou congestions organiques, tant externes qu'internes, qui menacent si souvent la vie par l'altération des organes et les atteintes portées à l'intégrité de leurs fonctions.

121. Quand, débarrassé des liens de l'organicisme et de cette pseudo-philosophie médicale que l'on désigne par une expression — le positivisme — aussi incorrecte que fausse; quand, disons-nous, le médecin verra dans la fièvre tout ce qu'il doit y voir, tout ce qu'elle est en réalité, c'est-à-dire le facteur des maladies aiguës et dans celles-ci l'origine ou point de départ des affections chroniques, les maladies aiguës lui apparaîtront moins graves, moins menaçantes : elles guériront plus

tôt, plus souvent et plus franchement; tandis que les affections chroniques deviendront plus rares et d'une curation moins difficile.

122. Alors aussi, les états fébriles aigus, que l'on qualifie de fièvre typhoïde, fièvre puerpérale, fièvre cérébrale ou méningite, etc., seront plus promptement et plus efficacement enrayés dans leur développement; et le médecin, aujourd'hui livré à l'incertitude et aux tâtonnements en présence de la fièvre qui prélude à ces modalités diverses, connaissant mieux le mécanisme de leur formation et la source vraie des inductions thérapeutiques, pourra y puiser avec plus de certitude et de confiance les moyens de prévenir et de combattre ces divers états pathologiques.

123. Sans doute, en présence d'un état fébrile commençant, le rôle du médecin étant plus clairement défini, plus nettement déterminé, il lui sera plus souvent possible, en ce qui le concerne personnellement, de se conformer au sage précepte de l'école de Cos : *Principiis obsta.....* Mais il ne faut pas se faire illusion; cette donnée pathologique, quelque certaine qu'elle soit au lit du malade, ne dispensera pas le médecin d'avoir encore à compter avec les *aléa* dont il ne dépendra pas de lui de conjurer les fatales conséquences, car, outre qu'il n'est pas le maître de la vie, il ne lui sera pas non plus toujours donné de pouvoir saisir à son gré les conditions d'opportunité

qui tiennent à la volonté du malade et dépendent si souvent du moment auquel celui-ci aura jugé à propos de faire appel à ses conseils.

124. Quoiqu'il en soit, si l'occasion toujours plus favorable du premier moment vient à échapper, tout ne sera pas perdu pour la guérison du malade : en s'appuyant fermement sur la donnée pathologique que nous exposons dans ce travail et sur une méthode de traitement en harmonie avec les principes primordiaux qui doivent régler et déterminer logiquement les indications thérapeutiques, le médecin pourra encore — le plus souvent du moins, — enrayer la fièvre, prévenir les localisations morbides ou en limiter l'extension, abréger enfin la maladie et la conduire à une terminaison heureuse.

125. La maladie est donc ainsi abrégée dans son cours ; elle est en même temps bornée dans l'intensité de sa marche, dans l'étendue de son développement, et les atteintes qu'elle a pu porter à la constitution n'y ayant pas produit de désordres graves, le passage de la maladie à la santé s'opère sans transition sensible et pour ainsi dire sans convalescence.

### III.

126. Les affinités d'origine et de caractères qui rattachent entre elles les diverses espèces de fièvres des nosologistes, ont été parfois pressenties plutôt que sérieusement étudiées par les auteurs; aussi leur filiation est-elle restée confuse, ignorée ou mal déterminée par suite de l'absence de constatations cliniques logiquement et dûment déduites d'une pathogénie certaine et des moyens de contrôle que la thérapeutique met à la disposition du médecin.

127. Un épiphénomène, toujours redoutable et souvent funeste, peut marquer de son empreinte les maladies pyrétiques.

128. Cet épiphénomène se nomme la *perniciosité*.

129. Les signes de la perniciosité se tirent de l'aggravation brusque et insolite des symptômes, du caractère prompt et imminent de léthalité que revêt la fièvre, soit d'emblée, soit dans le cours d'un état pathologique quelconque.

130. La perniciosité s'ajoute souvent à la fièvre, laquelle peut en être accidentellement, mais non pas nécessairement, la cause occasionnelle.

131. Quand la perniciosité se joint à l'épidémicité, soit au début, soit au cours d'une épidémie quelconque, la maladie prend un caractère plus promptement grave ; sa marche devient plus rapide, plus violente ; ses ravages se répandent avec plus d'activité et la mort fait d'autant plus de victimes que la terreur inspirée par l'épidémie et les influences qui l'ont amenée sont plus actives et atteignent les populations sur une plus vaste étendue.

132. Le médecin constate la perniciosité, mais il ne lui est pas donné d'en connaître le principe ou la cause.

133. Ce *quid ignotum* survient d'ordinaire sans signe précurseur autre que la fièvre elle-même, qui prend inopinément un caractère plus grave et menace d'un péril imminent : malheur au malade si le médecin n'a pas reconnu le caractère pernicieux de la maladie.

134. La perniciosité peut apparaître au début ou au cours régulier de toutes les fièvres, ou — pour plus d'exactitude dans les termes — au cours de toutes les modalités pathologiques, soit aiguës, soit chroniques, à pyrexies plus ou moins accentuées ou graves.

135. C'est notamment dans certaines fièvres à forme apoplectique, dans les pneumonies, les érysipèles, la

scarlatine, la fièvre jaune ou typhus ictérode, les fièvres paludéennes ou maremmatiques, les fièvres dites de croissance, de dentition ; dans le choléra, l'anémie, le diabète, l'albuminurie, etc., que le caractère pernicieux se montre le plus souvent et échappe plus facilement à l'attention du praticien qui ne possède pas les données nécessaires touchant la loi de périodicité dans sa généralisation. (Note X.)

136. L'erreur fondamentale que nous venons de signaler n'apparaît dans aucun des cas précités plus évidente et plus redoutable dans ses conséquences que dans la fièvre dite puerpérale, maladie qui cause si souvent le désespoir du médecin et la terreur des familles par les nombreuses victimes qu'elle fait chez les femmes en couche.

137. C'est qu'en dépit de la responsabilité qui pèse d'un poids si lourd sur la science, l'esprit de système qui, trop souvent, préside aux recherches étiologiques et domine les débats de nos Sociétés savantes, empêche de remonter à la source génésique de la fièvre puerpérale, et l'on se trouve ainsi entraîné par une pente fatale vers une genèse organicienne, toute matérielle ou purement idéale, qui rattache cette maladie tantôt à la déviation d'une sécrétion simplement naturelle, comme celle du lait ; tantôt à une sorte d'empoisonnement miasmatique, à un principe contagieux inconnu qui rendrait la péritonite puerpérale

transmissible par simple contact ; ou bien encore, on l'attribue à un prétendu *traumatisme* ou à toute autre cause *sui generis* que l'on ne manque jamais d'invoquer, comme s'il ne s'agissait, en présence des suites si souvent funestes de cette redoutable maladie, que de faire prévaloir dans les discussions académiques telle ou telle idée systématique en vogue. (Note XI.)

138. Isoler ou disséminer les femmes en couche et les malades atteintes de péritonite, sera toujours, surtout en temps d'épidémie, faire œuvre de prudence et de discernement médical, en donnant satisfaction aux exigences qui résultent du danger de l'agglomération des malades. Toutefois, ces sages mesures prophylactiques, bien que propres à diminuer les chances meurtrières de l'infection, ne suffiront pas, sous une influence épidémique fébrigène, à prévenir le développement de la péritonite chez les nouvelles accouchées, tant que l'attention ne se fixera pas sur le mécanisme physiologique de la genèse de cette maladie, nous voulons dire sur la fièvre, qui en est le principe générateur.

139. Aussi bien, aux conceptions étiologiques instables et systématiques de la péritonite puerpérale, continue-t-on d'opposer les essais incertains d'une thérapeutique sans portée sérieuse, tout aussi fausse et arbitraire que les données nosologiques qui lui servent de base, thérapeutique qui, née d'hier, sera

comme tant d'autres, délaissée demain, pour être bientôt remplacée par une nouvelle médication, plus en vogue et tout aussi peu efficace. Et, c'est ainsi qu'en attendant la découverte d'un spécifique introuvable, l'on applique, ici, une médication banale et routinière, là ce que l'on appelle un *traitement nouveau*, que l'on s'efforce d'accommoder à l'une ou l'autre des théories plus ou moins ingénieusement arrangées ou combinées, mais sans se préoccuper aucunement de la cause pathologique prochaine, dans laquelle les manifestations initiales qui caractérisent la péritonite puerpérale, puisent leur origine.

140. Ce n'est pas seulement dans les maladies parvenues à leur *fustigium* de gravité que se manifeste le caractère pernicieux ; la bénignité apparente d'un état fébrile ne saurait exclure la possibilité de la soudaine apparition d'un accès pernicieux ; d'où la nécessité d'une surveillance constante et attentive de la fièvre, afin de la combattre, au plus tôt, quelle que soit la modalité pathologique existante.

141. La perniciosité, ou ce que les nosologistes désignent sous le nom de *fièvre pernicieuse*, se produit rarement d'*emblée*, rarement aussi d'une manière *foudroyante*.

142. Les théories erronées sur la fièvre proprement dite et sur les fièvres en général ; les erreurs touchant

la genèse pathologique ; l'obscurité que l'organicisme médical a répandue sur les questions qui ont trait à la pathogénie et, comme conséquence logique, le scepticisme du praticien et ses incertitudes au lit du malade, expliquent le crédit de faux aloi qu'ont acquis dans la langue médicale les expressions de maladie d'emblée et de cas foudroyants, selon qu'il s'agit de la brusque apparition d'une affection fébrile aiguë ou de sa terminaison promptement fatale.

143. La spontanéité des cas d'emblée ou foudroyants, dans l'acception ordinaire de ces expressions, ne saurait être qu'une rare exception, des accès de fièvre plus ou moins manifestes préludant d'ordinaire à l'accès pernicieux par suite d'une règle presque absolue, tant elle est générale.

144. Toutefois, l'observation clinique nous a, depuis de longues années, appris que ce serait s'exposer à de déplorables méprises si, avant d'admettre comme probable ou possible, le caractère pernicieux et périodique de certains états pathologiques, souvent d'apparence étrange, on attendait pour les combattre à avoir préalablement déterminé dans la constatation régulière d'un mouvement fébrile, l'élément périodique et l'élément pernicieux.

145. Il est des phénomènes pathologiques, des modalités diverses ou protéiformes, premiers traits ou

sortes d'ébauches d'états morbides ultimes de la plus haute gravité qui émergent soudain des centres nerveux pour apparaître à la périphérie, sans antécédents ou signes précurseurs sensibles, pour ainsi dire d'emblée, sans aucun trouble préalable dans la santé, sous les formes les plus bizarres ou les plus insidieuses, nous dirions volontiers les plus perfides. Tels sont certains cas à forme comateuse, convulsive, épileptoïde, etc.

146. La plupart des cas pathologiques regardés comme foudroyants ou d'emblée, appartiennent à la catégorie des fièvres pernicieuses, quelle que soit d'ailleurs la variété des formes morbides sous lesquelles ces cas pathologiques se présentent à l'observation.

147. Envisagées au point de vue de leur genèse pathologique, les maladies épidémiques fébriles ne diffèrent pas des maladies particulières ou individuelles à forme pyrétique ; elles ont avec ces dernières une seule et même origine et présentent à leur naissance les mêmes caractères communs, également soumis à une même loi.

148. Dans les maladies épidémiques, ainsi que dans les maladies particulières ou isolées, l'unité et la loi se manifestent dans la spontanéité et l'ensemble des symptômes prodomiques, dans la similitude des phénomènes généraux communs aux deux modes, et, disons-le aussi, dans l'indication, la nécessité et les résultats d'une même médication spéciale préventive.

149. L'épidémicité n'est pas comme la contagion :
elle n'a jamais fait l'objet d'un doute; elle est absolue
et ne se discute pas : elle s'impose comme une chose
d'ordre supérieur primordial.


150. Et cependant, l'idée de contagion semble, dans
bien des cas, l'emporter sur celle d'épidémicité. Ainsi
la scarlatine, par exemple, ou toute autre affection
épidémique, atteint-elle isolément un membre d'une
famille et successivement ou simultanément d'autres
sujets de la même famille, ou encore des personnes
ayant eu des rapports avec les individus primitivement
atteints? L'idée dominante, celle qui prévaut généralement, c'est l'idée de contagion et non celle de l'influence
épidémique. Aussi s'empresse-t-on d'isoler les malades,
en même temps que l'on se tient à l'écart du lieu
contaminé. N'est-il pas évident que l'idée de trans-
mission de la maladie par contage fait oublier ici le
rôle autrement important qui doit être attribué à
l'épidémicité ?


151. Dans l'état actuel de l'opinion relativement à
la contagion et à l'épidémicité, la croyance en la
contagion eu égard aux épidémies de fièvres exanthémateuses ou autres, semble constituer une sorte de
superstition médicale, qui ne repose le plus souvent
sur aucune donnée positive ou certaine. Aussi l'idée
de contagion pénètre et s'accrédite si bien dans les

esprits ; on cherche si peu à s'en rendre raison que l'on ne songe pas même à se poser et encore moins à tenter de résoudre ces simples questions : Quelles modifications se sont produites dans les milieux où la maladie a pris naissance? Quelle est sa cause génésique prochaine? Quels sont le mécanisme physiologique morbide de sa formation, le mode et les conditions de ses complications ? Pourquoi les mêmes influences épidémiques qui ont donné lieu au premier cas, ne produiraient-elles pas le second et ceux qui suivent, sans que, dans l'espèce, il soit nécessaire de faire intervenir l'existence d'une contagion au moins problématique?

152. On ne peut prévoir avec certitude l'apparition d'une épidémie, enrayer son développement, ralentir sa marche envahissante ; elle éclate soudain, se propage de proche en proche ou par bonds d'un point à un autre.

Se jouant des efforts de l'homme et des obstacles qu'il lui oppose, elle finit et s'éteint pour ainsi dire d'elle-même, avec la cause toujours ignorée qui lui a donné naissance, cette cause qu'Hippocrate rapporte à quelque chose de divin — *quid divinum*, — et qu'aucun médecin n'a pu jusqu'ici, en dépit du progrès des sciences, qualifier d'un autre nom ni attribuer à aucun principe déterminé.

153. Tout en voilant au regard du médecin la

source première, la nature des agents de production et de propagation des épidémies, Dieu a fait tomber un rayon de lumière sur les maladies épidémiques comme sur toutes les affections fébriles aiguës, en les soumettant à une loi commune, qu'il a rendue accessible à l'observation, afin que le médecin pût prévenir la maladie et guérir plus sûrement le malade.

154. L'épidémicité n'est point un caractère propre et distinctif de la maladie, une condition essentielle de son existence; elle vient du dehors, elle prend naissance dans une influence plus ou moins étendue et matériellement inconnue.

155. L'épidémicité est donc un fait circonstanciel, qui se surajoute à la maladie ou à sa cause et provient d'un milieu dont l'action est plus ou moins restreinte ou généralisée.

156. Il est impossible, avec les données scientifiques actuelles, de déterminer la nature de l'épidémicité, ni de préciser son mode d'action, en dehors des phénomènes météorologiques sensibles.

157. L'atmosphère est évidemment le milieu dans lequel réside et s'exerce le facteur épidémique, mais rien ne prouve que l'*air* en soit, par sa nature propre, l'agent de propagation, si l'on attache à ce mot, comme le font les partisans de la spécificité patholo-

gique, l'idée de contage, de miasme ou de repro-
duction d'espèces morbigènes transmissibles, atômes
jusqu'ici introuvés.

158. L'observation des phénomènes météorologiques,
envisagés au point de vue des variations brusques et
opposées de la température et de l'hygrométrie atmosphériques, montre que ces variations ont une grande
part dans la production des manifestations initiales
des maladies fébriles, individuelles ou épidémiques.

159. Les transitions soudaines du chaud au froid,
de la chaleur sèche à l'humidité froide, sont, parmi
les causes appréciables à l'observation, celles qui
paraissent exercer la plus grande influence fébrigène.

160. L'expérience de tous les jours prouve que, sous
une action spéciale des courants atmosphériques et
dans des conditions ou prédispositions particulières de
l'état physiologique individuel, les mutations atmosphériques soudaines peuvent déterminer l'apparition
des phénomènes pathologiques généraux qui marquent
l'invasion de la maladie. (Note XII.)

161. De même que l'on ne peut, en dehors des
influences qui proviennent de la température et de
l'hygrométrie atmosphériques, donner la raison physique
d'une épidémie, de même on ignore le *pourquoi*
et le *comment* de la modalité pathologique dominante,

ainsi que des maladies dites intercurrentes qui se produisent au cours d'une épidémie et qui, quelle que soit leur diversité, n'apportent aucune modification à la manière d'envisager leur principe d'unité génésique.

162. Dans l'impossibilité d'admettre pour chaque modalité épidémique : rougeole, érysipèle, grippe ou bronchite, scarlatine, péritonite, etc., une cause efficiente particulière, spécifique ou *sui generis* non plus qu'une seule cause commune, distincte de celles qui produisent les maladies intercurrentes ou individuelles, ne semblerait-il pas conforme à la logique et à l'observation, ainsi qu'au caractère de simplicité des procédés que la nature met d'ordinaire en œuvre, d'admettre que ces diverses maladies, tant particulières ou individuelles qu'épidémiques, sont soumises aux mêmes causes physiques, régies par les lois qui leur sont propres ?

163. Il y a des fièvres à répétition, c'est-à-dire, des fièvres qui se produisent chez un même sujet pendant plusieurs années successives et qui s'accompagnent à chaque apparition d'un même état pathologique consécutif ou d'un état pathologique revêtant chaque année une modalité différente.

164. Depuis plus de trente ans que notre attention s'est portée pour la première fois sur ces cas intéressants de périodicité, nous avons vu les formes

morbides les plus diverses se produire tour-à-tour
chez le même sujet, même avec le caractère pernicieux. (Note XIII.)

165. L'étude des causes physiques ou météorologiques présente à l'observation d'autant plus d'intérêt
pour le médecin que l'influence directe qu'elles
exercent sur la production des maladies fébriles en
général, nous offre, dans le cas de fièvre à retours
annuels, une preuve de plus des rapports de coïncidence entre les phénomènes météorologiques et l'apparition des phénomènes généraux d'ordre pathologique.

166. Les fièvres à période annuelle oscillent généralement dans un écart de 10 à 15 ou 20 jours,
rarement davantage, avec le jour anniversaire de la
première attaque.

167. Les influences qui ramènent dans un même
cycle déterminé le retour des mêmes phénomènes
pathologiques, portent à admettre l'existence d'une
loi qui régit ces mêmes influences météorologiques,
influences dont les effets directs ont leur retentissement
dans l'état physiologique de l'homme.

168. Cet effet physico-pathologique nous montre,
dans les fièvres à répétition annuelle, l'un des aspects
sous lesquels se manifeste la loi de périodicité dans
ses rapports avec les maladies aiguës et dans celles-ci

la confirmation des influences météorologiques qui réagissent sur l'homme dans les milieux où il respire.

169. L'étude clinique des phénomènes primordiaux des maladies fébriles, leurs successions évolutives et la constatation formelle de la loi qui règle leur marche nous font bientôt pressentir, dans une mesure suffisante, l'origine ou point de départ de ces mêmes phénomènes fébriles qui s'accomplissent à la périphérie sous l'impulsion des centres nerveux sollicités par les causes météorologiques.

170. C'est particulièrement ici que les résultats de l'observation clinique, rapprochés des faits que la physiologie expérimentale révèle dans ses recherches, nous montrent aussi clairement que possible le trait d'union qui relie l'ensemble des phénomènes généraux ou troubles fonctionnels de la maladie naissante, aux modifications profondes qui émanent des centres nerveux sous les influences météorologiques réagissant sur l'homme.

171. C'est donc, comme nous l'avons dit, par l'observation clinique directe de la maladie, et en s'appuyant sur la physiologie pathologique et l'étude des causes ou influences météorologiques, au point de vue des phénomènes que ces dernières suscitent dans l'économie ; c'est en jetant un regard tout à la fois large et pénétrant, qui saisisse sous tous les aspects,

dans leurs détails, comme dans leur ensemble, les phénomènes en apparence si complexes et en réalité si simples, qui constituent la maladie à sa naissance, que l'on arrive plus sûrement à compléter sa notion génésique.

172. La genèse pathologique étant contenue tout entière dans la maladie proprement dite, c'est-à-dire dans l'ensemble des phénomènes qui déjà caractérisent à leur naissance les maladies fébriles aiguës, il suffit pour atteindre à cette même genèse, de constater l'existence des phénomènes pathologiques primigéniaux et la loi qui les gouverne, loi qui se rattache nécessairement par quelque côté à la vie elle-même. Ne voyons-nous pas, en effet, dans l'état hygide ou normal de l'économie, la plupart des fonctions physiologiques soumises à une périodicité qui leur est propre?

173. Tout dans la nature a été providentiellement prévu et coordonné avec mesure et harmonie, et rien n'est plus digne de fixer notre attention que la permanence et la régularité des lois qui régissent les œuvres de la Création. Si, portant nos regards vers le côté divin des choses, nous contemplons un instant par la pensée, la merveilleuse et sublime synthèse qui, dans un enchaînement de faits continus, rattache toute chose créée au Créateur, bientôt notre attention se porte tout naturellement vers les grandes lois d'ordre physique générales, soit que ces lois président dans

les espaces infinis au mouvement des corps célestes,
soit que, dans des régions inférieures, elles régissent
les manifestations diverses des phénomènes météorologiques ou que, dans un autre ordre de faits non moins
digne d'attirer les regards du médecin, la loi règle
l'ensemble des phénomènes physiologiques qui se
produisent dans le petit univers que l'on appelle
l'homme.

174. Les affinités de nature et de conditions qui
relient les manifestations fébriles des maladies aiguës
aux actes fonctionnels de la vie hygide, ne permettent
pas de penser que la loi qui les gouverne emprunte
son origine et son caractère de périodicité à de simples
influences météorologiques locales ou ambiantes, alors
même que ces influences s'exerceraient périodiquement sur l'homme.

175. L'intelligence souveraine qui gouverne le monde
a mis chaque chose à sa place, et ce n'est pas assurément la loi météorologique proprement dite — qu'est-
il besoin de le faire remarquer? — mais bien les faits
physiques qu'elle domine et règle, qui modifient, par
leur action sur l'économie, l'état physiologique humain.

176. Une loi météorologique n'a d'autres rapports
de ressemblance avec une loi pathologique que son
caractère essentiel de périodicité, chacune d'elle rem-
plissant dans le domaine qui lui est propre le rôle
spécial qui les distingue et les sépare.

E. Un savant distingué a dit :

« Les êtres organisés subissent constamment l'in-
» fluence des milieux dans lesquels ils sont placés ;
» il en résulte que, si l'on parvient à découvrir des
» retours périodiques dans les propriétés de l'un de
» ces milieux, de l'air atmosphérique, par exemple, il
» est nécessaire que ces variations se traduisent par
» certaines modifications, périodiques aussi, dans les
» êtres vivants, végétaux et animaux qui l'habitent. »
(Note xiv.)

**177.** Une loi a pour attribut spécial de régler l'ensemble des phénomènes qui sont sous sa dépendance,
et il n'est pas nécessaire que les influences atmosphériques qui agissent directement sur l'organisme humain,
en modifiant son état sanitaire ou physiologique, portent avec elles le caractère de périodicité, pour que
cette même périodicité apparaisse dans la maladie ou
dans ses prodrômes.

**178.** En d'autres termes, les lois météorologiques et
les lois physiologiques s'exerçant séparément, dans une
indépendance réciproque, l'idée d'une *périodicité
nécessaire* n'exprime que la nécessité des retours
périodiques, dans un cycle déterminé, des influences
météorologiques qui causent les troubles morbides
dont les manifestations demeurent, ainsi que l'observation clinique nous le montre, exclusivement soumises
à la loi pathologique.

170. Il ne reste donc plus, entre les influences météorologiques et les troubles fonctionnels qu'elles suscitent dans la santé de l'homme, qu'un fait de simple coïncidence ou de rapport de cause à effet que nous voyons se produire dans l'apparition des fièvres annuelles, comme dans toutes les fièvres en général, indépendamment de l'action des lois météorologiques.

180. C'est par suite d'une similitude d'influence météorologique et en présence d'une égale aptitude physiologique actuelle, que chez des personnes d'un *même sang*, vivant éloignées l'une de l'autre, mais placées dans des milieux morbigènes analogues, nous voyons quelquefois se produire simultanément, chez chacun des sujets, un même état fébrile, parcourant dans les deux cas les mêmes phases symptômatiques et aboutissant à une même terminaison fatale ou heureuse.

181. Ce double fait pathologique, ainsi ramené à son expression simple et vraie, perd son caractère quasi-mystérieux, pour ne plus nous laisser voir qu'une évidente coïncidence, puisant son origine à une même source, sous la même influence climatérique et s'exerçant, dans les deux cas, sur une idiosyucrasie à aptitude égale.

182. Les observations météorologiques, non plus que

les recherches anatomo-pathologiques, histologiques ou expérimentales, bien que prêtant un utile concours à la notion complète de la maladie, ne sont donc pas absolument nécessaires à la démonstration de sa genèse pathologique : ce qui ne veut pas dire assurément qu'il ne soit pas toujours utile de rechercher les causes physiques et surtout de préciser avec soin le siège de la lésion anatomique, quand, au cours d'une fièvre quelconque, cette lésion s'est établie, afin de mieux remplir de ce côté les indications thérapeutiques particulières qu'elle réclame.

183. Les grandes agglomérations humaines, l'encombrement dans les casernes ou dans les vaisseaux, certaines circonstances ou conditions insalubres locales, telles que les lieux bas, humides et froids, les bords fangeux d'une rivière ou d'un fleuve, d'un lac, d'un marais, etc., ne sont pas des causes nécessairement déterminantes ou spéciales d'une épidémie quelconque, seulement elles peuvent favoriser le développement, précipiter la marche ou hâter la terminaison funeste de la maladie, laquelle présente toujours, sous une influence épidémique, un caractère plus marqué de léthalité, par le fait de l'activité plus prononcée ou d'une plus longue persistance de la cause de l'épidémie.

184. Des propositions que nous avons énoncées, il résulte que le caractère épidémique d'une maladie

quelconque n'implique nullement la spécificité de cette maladie, dans l'acception stricte de l'expression.

185. Une étude minutieuse, attentive et persévérante de la pathologie des fièvres réputées spécifiques, étude faite *ab initio*, poursuivie dans les phases diverses et successives de la maladie et rigoureusement contrôlée par l'observation clinique et les résultats d'une médication spéciale, méthodiquement dirigée, exclut toute idée de spécificité, selon le sens pathologique que l'on donne aujourd'hui à ce mot.

186. Toute maladie spécifique suppose une *espèce* ou *entité* distincte et rend logiquement nécessaire la spécificité de sa cause, ainsi que celles de ses caractères propres.

187. Donc, là où la cause n'est pas spécifique, la maladie elle-même ne peut revêtir ce caractère.

188. La notion de spécificité dans la maladie doit se tirer de la spécificité certaine et clairement démontrée de la cause, d'une action *sui generis* de cette cause sur l'économie et, conséquemment, de la preuve directe du caractère spécifique des manifestations symptomatiques initiales, et non pas seulement de conditions évolutives ou de circonstances fortuites, tardivement établies, d'une modalité simple à son origine et progressivement parvenue à son *fastigium* d'intensité.

189. Les symptômes ou phénomènes de physiologie pathologique qui constituent dans leur ensemble la période *prodromique* des maladies épidémiques ne différant pas de ceux qui préludent au développement des affections particulières ou individuelles non réputées spécifiques, on est amené par l'observation, la logique des faits et le raisonnement, à exclure toute idée de spécificité, en même temps que de contage, dans les maladies épidémiques.

190. La contagion, dans les maladies fébriles, a été de tout temps et est encore de nos jours, en dépit des travaux modernes, des faits et des raisonnements qui ont cours dans la science comme dans la pratique, un sujet de désaccord entre les médecins, de discussions sans fin et d'affirmations sans preuves devant les Sociétés savantes.

191. On a souvent et longtemps discuté, avec une grande science et un talent non moins remarquable, les questions de genèse, de contagion et de spécificité du choléra, de l'état typhoïde, des méningites épidémiques, de la fièvre puerpérale, de la scepticémie, etc., questions assurément d'une haute importance, mais jusqu'ici demeurées sans solution, et nous nous croyons fondé à dire que cette solution sera impossible tant que l'on n'aura pas résolu le problème de la *fièvre*, ce *nœud vital* de la pathologie.

192. Il est en effet impossible de rattacher sérieusement le caractère contagieux ou spécifique à des états pathologiques dont on ignore complètement la vraie genèse. Et d'ailleurs, les incertitudes de la thérapeutique de ces maladies, l'insuffisance ou l'inefficacité des diverses médications qu'on leur oppose; l'absence de règle et de méthode dans leur traitement, tout ne montre-t-il pas combien, en dépit de nombreux efforts, l'on est encore loin de la solution cherchée.

193. Il est contraire à une saine philosophie médicale d'admettre le caractère contagieux, de même que la propriété spécifique d'une maladie fébrile, soit particulière, soit épidémique, alors seulement que celle-ci a atteint son plus haut période, si l'on n'a, au préalable, expérimentalement démontré, dès le début de la maladie, l'existence positive des éléments qui caractérisent ou spécifient son individualité propre, en déterminant avec certitude sa contagiosité, indépendamment de l'infectiosité elle-même.

194. L'étude des maladies épidémiques, considérées dans leurs manifestations pathogéniques ou primordiales et leur comparaison avec les phénomènes initiaux des maladies individuelles, montre qu'à leur naissance ces maladies présentent des caractères communs, provenant d'une même origine pathologique, ce qui suffit à montrer le peu de solidité de la théorie des germes spécifiques ou contagieux.

195. Une autre preuve de la non spécificité des fièvres ou maladies épidémiques se tire, non-seulement de la généralisation de la loi qui régit les maladies fébriles aiguës, individuelles ou épidémiques, en les marquant du sceau d'une origine commune, mais encore de la constante efficacité d'une seule et même médication préventive qui, en achevant de montrer l'unité primitive dans une origine commune, exclut toute idée de spécificité autre que celle qui constitue cette même unité.

196. L'idée de *contage* que l'on confond souvent avec l'épidémicité et l'infectiosité, échappe donc à la réalité pathologique dans l'étude des maladies, soit épidémiques, soit individuelles.

197. Placée entre ces deux faits — l'*épidémicité* et l'*infectiosité* nettement définie, — la *contagiosité* dans les maladies fébriles, perd à ce double contact le caractère de certitude que lui attribuent ses partisans.

108. Si, par la pensée, l'on fait abstraction des deux facteurs ci-dessus énoncés, — l'épidémicité et l'infectiosité — le troisième, — la contagiosité, — demeure, jusqu'à preuve contraire, comme une gratuite hypothèse qui serait tout simplement posée pour étayer certaines théories dans lesquelles l'imagination peut parfois se complaire, mais dont l'expérimentation clinique a été jusqu'ici impuissante à démontrer l'exactitude.

199. Ces dernières propositions trouveraient au besoin leur justification dans l'impossibilité de formuler une doctrine nosologique certaine, en s'appuyant sur la théorie des émanations miasmatiques ou sur la prolifération des germes morbifiques dans l'organisme humain ; miasmes et germes souvent supposés ou invoqués, mais toujours cantonnés on ne sait où, inconnus et introuvés et jusqu'ici inappréciables par les procédés de la physique, comme par l'observation clinique directe.

200 D'après l'idée que les partisans de la spontanéité et de la spécificité semblent attacher au mot contagion, celle-ci — spontanée et naissant d'elle-même — deviendrait un attribut essentiel de la maladie, laquelle serait le foyer générateur de ses propres reproductions ou germinations morbifiques.

201. La spontanéité de la contagion dans les maladies fébriles, établie sur des théories arbitraires qui n'ont d'autre base que des faits supposés ou systématiquement interprétés, n'a jamais été positivement démontrée.

202. Les faits répétés concluants, eu égard à la contagion, de même que les hypothèses sur lesquelles reposent les théories de ce mode de transmissibilité de la maladie, n'ont été jusqu'ici l'objet d'aucune démonstration pratique certaine ou clairement résolue.

**203.** Le rôle que l'on attribue parfois à l'infectiosité assimilerait celle-ci à une sorte de contagion, qui proviendrait d'un foyer dont les miasmes morbigènes infecteraient l'air ambiant et détermineraient la maladie.

**204.** Ce mode de transmissibilité d'une maladie en une maladie semblable serait absolument le même que celui de la contagion généralisée, quant à son générateur, toujours supposé, toujours conjectural et n'en différerait que par une action moins étendue.

**205.** L'infection morbifique, envisagée au point de vue de la théorie miasmatique, laisse donc planer sur son origine et son mode d'action, les mêmes obscurités et les mêmes incertitudes qui enveloppent la contagion.

**206.** L'infectiosité proprement dite est simplement dépendante d'une variation des milieux dans lesquels l'homme respire ; elle est subordonnée à des causes conditionnelles ou circonstancielles extérieures ; altération de l'air, locaux insalubres, agglomération d'individus malades ou bien portants dans des espaces insuffisants, etc., causes qui, selon les conditions physiologiques actuelles du sujet, favorisent l'apparition de la maladie, hâtent son développement, aggravent l'état pathologique existant en ajoutant leur résultat à l'influence épidémique.

**207.** Le caractère infectieux que l'on attribue aux fièvres typhoïdes, aux érysipèles épidémiques, aux fièvres puerpérales, etc., que l'on confond souvent avec la contagion, provient de la gravité de la période ultime de ces maladies que l'on n'a pas préventivement ou efficacement combattues.

208. Sous une influence infectieuse ou épidémique, il ne se produit pas nécessairement qu'une seule et même maladie, quelle que soit d'ailleurs l'affection dominante primitivement éclose dans le milieu contaminé, mais souvent des modalités diverses, toujours entées sur le même facteur, la fièvre.

209. Les modalités pathologiques diverses qui se produisent sous une même influence épidémique ou infectieuse, nous offrent un nouvel argument contre la contagion et la spécificité, en prenant leur origine dans une même unité génésique.

IV.

210. La thérapeutique, qui a pour objet le traitement des maladies, est, dit-on, le *criterium, la pierre de touche de leur nature ;* d'où cette maxime traditionnelle de la scolastique médicale : *Morborum naturam ostendit curatio.*

**211.** La forme magistrale de cet axiome ne saurait lui donner la certitude qui lui fait essentiellement défaut; la nature d'une maladie étant une chose qui ne peut-être déterminée ni définie.

**212.** Un instant de réflexion suffit à révéler le sophisme enveloppé dans cette maxime, dont le principal mérite serait tout simplement d'avoir longtemps passé pour l'expression d'une pensée qui a pu paraître profonde, peut-être parce qu'elle n'a jamais été sérieusement interprétée ni expliquée.

**213.** L'on a dit aussi : « *De la connaissance de la cause de la maladie découle logiquement le remède.* » Cette proposition, inverse de la précédente, repose sur une vérité de sens commun qui n'a jamais été suffisamment approfondie, mais dont nous trouvons la double sanction, d'une part dans le *déterminisme* de la genèse pathologique ou cause prochaine de la maladie; de l'autre, dans l'efficacité certaine et logiquement déduite de la médication à lui opposer.

**214.** De la concordance nécessaire de la cause prochaine de la maladie avec la médication à intervenir découle cette autre nécessité de considérer préalablement la maladie sous les divers aspects qu'elle présente dans son cours, savoir : *la période initiale,* dans laquelle les symptômes généraux s'offrent à l'observation dans leur simplicité primitive, régis par la loi de périodicité ; et *la période d'état* dont la gravité acquise et l'apparente confusion prennent leur *processus* pathologique dans la période initiale.

215. C'est donc à l'étude des phénomènes pathologiques qu'il appartient de déterminer et de donner dans la juste mesure du nécessaire, la notion claire et distincte de la genèse de la maladie, cette chose essentiellement indispensable au clinicien et sans laquelle il ne peut y avoir ni diagnostic complet ni traitement méthodiquement institué.

216. Aussi, tant que les nosologistes regarderont comme faits secondaires ou simples manifestations symptomatiques, les caractères primordiaux et essentiels de la fièvre ; tant qu'ils prendront pour base de celle-ci la donnée organicienne, ce ne sera ni les subtiles recherches de l'histologie, ni les savantes et spécieuses hypothèses de la physiologie expérimentale, non plus que l'observation clinique elle-même, celle qui porte exclusivement son attention soit sur la lésion anatomique, soit sur des phénomènes physiques en dehors de la maladie ou sur des modes divers de germinations spécifiques — plus faciles à imaginer qu'à démontrer dans leur action morbigène, — qui pourront seules suffire à formuler la genèse pathologique vraie.

217. C'est une loi génésique, d'ordre pathologique

— ainsi que nous l'avons dit, — qui préside à la naissance, au développement et à la marche des maladies fébriles.

218. C'est en vertu d'une autre loi, également comprise dans le plan providentiel, que l'écorce du Pérou renferme le précieux alcaloïde, dont la propriété élective se porte là où opère le ferment fébrile, en réduisant la fièvre à l'inaction par la neutralisation de la loi qui la régit.

219. Un mystère impénétrable voile au regard l'acte profond et intime, le *duel* corps à corps — s'il nous est permis de parler ainsi — de la fièvre et de son *antidote,* duel dont il ne nous est donné de constater que les effets sensibles dans les résultats accomplis, seuls réellement saisissables à l'observation et à l'interprétation de la raison.

220. C'est cependant par là, dans les résultats accomplis ; c'est avec la double donnée de l'expérimentation clinique et thérapeutique que s'expliquent la *spontanéité* dans la maladie, ainsi que la *spécificité* dans la pathologie et dans la thérapeutique, du moins telles que la nature nous les présente et que la logique les conçoit, c'est-à-dire dégagées de tout arbitraire systématique, comme de toute hypothèse ; et aussi — autant qu'il est donné au physiologiste et au clinicien de contempler ces choses avec les yeux de

l'esprit — ce que l'on a improprement désigné par ces mots : *la nature de la maladie* et que nous appelons *sa genèse*.

**221.** Donc, au point de vue de l'exploration clinique proprement dite et de l'étude des caractères ou éléments primordiaux de la maladie, la thérapeutique n'est en réalité pour le clinicien qu'un instrument, un moyen complémentaire de vérification ou de contrôle, servant à déterminer avec plus de certitude et de précision les caractères essentiels et génésiques de la maladie, que l'observateur au lit du malade a dû préalablement constater ou dont il a eu la secrète intuition.

**222.** Donc aussi, la thérapeutique qui ne puise pas ses principes ou ne fonde pas ses assises dans la genèse pathologique, ne peut élever d'elle-même l'art de guérir à la dignité de science; car la science implique la doctrine et celle-ci ne saurait prendre son origine ailleurs que dans la notion certaine de la genèse de la maladie, que la thérapeutique toute seule est impuissante à donner. Pour se convaincre de cette vérité, il suffit de jeter un simple regard sur l'ensemble des rapports de la thérapeutique actuelle avec la pathologie : fut-il jamais une époque plus féconde en découvertes de médicaments nouveaux et en essais thérapeutiques de toutes sortes? et cependant où en est-on de la genèse des maladies fébriles et de leur traitement? (Note xv.)

**223.** La pathologie ayant faussé sa voie, la thérapeutique a dû nécessairement subir les conséquences inséparables de l'instabilité des théories, dès lors que les règles de traitement et particulièrement celles d'une thérapeutique préventive, doivent se formuler sur les données préfixes de la genèse pathologique.

**224.** Sans prétendre, avec un éminent professeur du Collège de France, que « *la thérapeutique n'existe pas,* » (1) nous pouvons croire du moins qu'elle n'est pas en complète possession du sens doctrinal ; c'est-à-dire qu'elle est, à certains égards, dépourvue de liaison logique avec la pathologie, et que ce qui était vrai en 1801 pourrait bien l'être encore aujourd'hui, comme au temps où l'auteur de l'*Anatomie générale* écrivait les lignes suivantes :

« La thérapeutique a été tour-à-tour influencée par
» les systèmes qui ont dominé en médecine et qui
» ont reflué sur elle, si je puis m'exprimer ainsi. Delà
» le vague, l'incertitude qu'elle nous présente aujour-
» d'hui. Incohérent assemblage d'opinions elles-mêmes
» incohérentes, elle est peut-être de toutes les sciences
» physiologiques celle où se peignent le mieux les
» travers de l'esprit humain. Que dis-je ? ce n'est
» point une science pour un esprit méthodique.... (2)

(1) Claude Bernard. *Physiologie générale.*

(2) Bichat. *Anatomie générale ;* 1ᵉʳ vol., page 18 des Considérations générales.

Cette appréciation de la thérapeutique ne pourrait-elle pas s'appliquer également à l'état actuel de la pathologie des fièvres ?

225. La connaissance acquise par l'observation directe de la maladie, quant à son principe d'origine pathologique, se trouve confirmée par ce qu'il y a tout à la fois de sensible et de caché dans l'action spécifique du remède : celui-ci achève, dans l'évidence des résultats, la démonstration qui s'appuie sur la synthèse des faits cliniques et résout la question de savoir d'où procède la maladie et comment elle opère dans sa formation, sa marche, son développement et sa guérison.

226. C'est donc en enrayant la maladie en voie de formation, en supprimant la manifestation des phénomènes primigéniaux ; c'est en neutralisant la loi qui préside à leur développement que la thérapeutique, par l'emploi d'un remède vraiment *spécifique,* nous offre ici, non-seulement le moyen curatif de la fièvre, mais encore le contrôle efficace, la pierre de touche de la genèse pathologique, aussi bien que de la loi qui règle les évolutions successives du mouvement fébrile dans ses rapports avec les modalités pathologiques aiguës.

227. L'action thérapeutique directe et élective de l'alcaloïde du quinquina n'est pas l'unique preuve de la propriété fébrifuge dont il est doué : sa puissance médicatrice se révèle encore dans la constante certi-

tude des résultats de son emploi contre les nombreuses variétés de formes ou modalités pathologiques qui, malgré leurs évolutions diverses, sont restées justiciables de la loi de périodicité.

228. La supériorité du sulfate de quinine sur tous ses succédanés, comme anti-périodique; la certitude, la constance et l'innocuité de son action médicinale; la précision des résultats que nous obtenons de son emploi depuis longues années, justifient de tous points le choix que nous avons fait de ce médicament comme moyen d'expérimentation clinique, malgré les préjugés contraires et les idées organiciennes dominantes de l'école contemporaine.

229. Pour peu que l'on observe avec attention et que, s'appuyant sur la logique des faits, l'on scrute, avec soin et sans parti pris, les obscurités systématiques dont l'école que nous venons de désigner, a enveloppé la genèse des maladies fébriles, il n'est pas jusqu'aux méprises et aux contradictions dans lesquelles tombent les médecins au lit des malades — eu égard à certaines propriétés qu'ils prêtent gratuitement au sulfate de quinine — qui ne témoignent en faveur de la loi pathologique et de la vertu inhérente à l'écorce du Pérou de prévenir la maladie en éteignant la fièvre.

230. Les méprises auxquelles nous venons de faire allusion sont particulièrement celles qui font attribuer au sulfate de quinine une action efficace directe

contre certaines formes pathologiques telles que l'état typhoïde, la péritonite, l'érysipèle, etc., — confirmées ou établies en leur période ultime — ou bien encore les méprises relatives à des propriétés spéciales à ce médicament, propriétés qui ne sont pas siennes, et que les médecins cherchent à faire concorder avec de prétendus caractères diathésiques, septicémiques, putrides ou *sui generis* quelconques, laissant d'ailleurs de côté, dans une complète obscurité, les déductions légitimes qui découlent tout naturellement de l'observation clinique des phénomènes primordiaux de la maladie.

231. Le sulfate de quinine n'est donc pas, comme l'ont avancé des médecins qui se sont inspirés d'idées purement théoriques, un moyen spécial, sûr dans son action, contre telles ou telles maladies ou formes pathologiques fébriles, définitivement établies, c'est-à-dire localisées en des lésions organiques inflammatoires ou en exudats plastiques quelconques. Il n'est pas non plus *le remède contre l'inflammation des grosses veines près du cœur et des sinus du côté droit de cet organe*, inflammation que l'école italienne, à l'imitation de celle de Broussais, regarde comme la cause prochaine et le point de départ du mouvement fébrile. (1)

—————

(1) *Phlébite centrale.* Del Chappia. Bibliothèque du médecin praticien, p. 247. T. xiv.

**232.** Par l'observation expérimentale et raisonnée des faits cliniques, on arrive à reconnaître que le sulfate de quinine n'agit contre les organopathies, contre les maladies dites *diathésiques* ou *spécifiques* que d'une manière médiate, modificatrice de l'éréthisme fébrile ; c'est-à-dire, qu'en ralentissant ou en faisant cesser le mouvement pyrétique ; en hyposthénisant les centres nerveux, cette substance empêche, diminue ou fait cesser la tendance fluxionnaire des fièvres congestives. En d'autres termes, le sulfate de quinine ne possède, en réalité, aucune propriété spéciale directe contre les lésions organiques ; mais en vertu d'un dynanisme ignoré dans son mystérieux mécanisme, ce médicament s'oppose à la production des organopathies et des altérations des fonctions vitales qu'engendre la fièvre.

**233.** Pour démontrer la propriété anti-périodique du sulfate de quinine, au point de vue de son application générale aux maladies aiguës, individuelles ou épidémiques, il importe donc de considérer ces maladies dans la spontanéité du mouvement fébrile qui les annonce ou les précède, et de constater la loi qui règle ce mouvement jusque dans les phases, en apparence les plus confuses ou les plus complexes de la maladie.

**234.** En procédant ainsi, dans une étude de détails non moins attentive que patiente, on arrive à la notion positive des propriétés thérapeutiques — hyposthénisante et anti-périodique — du sulfate de quinine.

235. Par ses vertus médicatrices, par la certitude, la constance et la simplicité même de son action, le sulfate de quinine est donc constitué au premier rang des remèdes contre les fièvres, soyons plus explicite et disons contre la fièvre....., dont il est en quelque sorte le spécifique exclusif, tant il possède excellemment la propriété fébrifuge.

236. Dans le traitement des pyrexies, considérées dans leur simplicité primordiale, avec ou sans tendances localisatrices encore imminentes ou manifestes, l'opportunité de la médication quinique se tire uniquement de l'*intermittence* ou temps de *repos absolu* du mouvement fébrile, invariablement soumis à la loi de périodicité.

237. Ce sont ces mêmes alternances dans la marche de l'état fébrile, avec le temps de *repos relatif*, dans les fièvres dites *rémittentes*, ou rémittentes *continues* des auteurs, qui règlent le moment pour l'emploi de l'agent anti-périodique en même temps qu'elles servent au clinicien à mieux discerner l'*opportunité*, touchant l'emploi des moyens thérapeutiques dont il aura à faire choix dans le traitement des altérations ou lésions organiques consécutivement établies.

**238.** De quelle reconnaissance ne devons-nous pas nous sentir pénétré en constatant l'heureuse et nécessaire coïncidence du phénomène pathologique et de l'effet thérapeutique par lesquels la divine Providence manifeste ici son ineffable bonté, en donnant au médecin, pour le plus grand bien du malade, le pouvoir d'opposer efficacement à la loi qui régit les maladies aiguës, le remède qui en prévient le développement.

**239.** Ce remède c'est, comme nous l'avons déjà dit, le quinquina et ses préparations, et notamment le sulfate de quinine. Mais, pour être promptement et sûrement efficace, le sulfate de quinine doit être promptement et complètement absorbé ; et ici l'expérience clinique se montre étroitement d'accord avec l'ancien axiôme scolastique : « *Corpora non agunt,* « *nisi soluta.* »

**240.** Depuis plus d'un demi-siècle que nous employons et expérimentons la médication quinique, soit dans les contrées les plus insalubres et les plus fébrigènes des régions équatoriales, soit dans notre propre pays, combien de fois n'avons-nous pas vu la fièvre, après avoir résisté à l'alcaloïde en nature, céder promptement quand le sulfate de quinine était donné en solution.

**241.** Nous n'exposerons pas ici les avantages que nous avons obtenus de l'application de la méthode thérapeutique préventive, fondée sur la genèse doctrinale des maladies aiguës. Laissant, ainsi que nous l'avons fait dans le cours de notre longue carrière médicale, la parole aux faits cliniques seuls et aux médecins la libre appréciation de ces faits, nous nous bornons à indiquer la voie que nous nous sommes frayée et que nous avons constamment suivie avec persévérance, afin d'arriver plus sûrement à la découverte des principes énoncés dans nos propositions; on en trouvera d'ailleurs les moyens faciles de vérification et de contrôle dans l'étude directe, patiente et recueillie de la maladie sous les aspects multiples et variés qu'elle présente.

242. Au nombre des médicaments qui ont été l'objet des plus vives oppositions et qui, cependant, comptent à si juste titre parmi ceux que les thérapeutistes de nos jours qualifient d'*héroïques*, il n'en est aucun dans les annales de la médecine que l'esprit de système ait dénigré avec plus d'injustice et d'aveuglement que le sulfate de quinine.

243. C'est à l'ignorance du rôle important que la loi de périodicité remplit dans les maladies aiguës; c'est aux erreurs et aux préjugés de l'enseignement touchant la pathogénie, erreurs dues à une observation clinique sans logique sérieuse, dès lors qu'elle prend pour unique point de départ un organicisme exclusif, qu'il faut attribuer les préventions routinières, parfois si

étranges, si peu raisonnables et toujours si peu raisonnées qui se sont accréditées dans la pratique médicale contre le sulfate de quinine et ses prétendus effets délétères.

**244.** Les erreurs que nous signalons, touchant le sulfate de quinine et les préjugés trop souvent redoutables suscités à son sujet dans beaucoup d'esprits, ont donné lieu à des préventions si injustes et si funestes dans leurs conséquences, qu'il est permis de se demander, sans s'exposer à être taxé d'exagération, si les maux provenant de ces préventions n'ont pas, depuis un demi-siècle, dépassé les résultats meurtriers des épidémies.

**245.** Les critiques exagérées ou sans fondement ; les répulsions sans raisons sérieuses dont le sulfate de quinine a été l'objet ; les dangers prétendus qu'on lui a attribués ne viennent pas seulement d'une erreur d'observation touchant les effets physiologiques, si souvent mal interprétés, de cette substance sur l'économie ; ils sont bien plutôt l'œuvre des médecins eux-mêmes, la suite des préventions d'une éducation médicale puisée aux sources d'une pseudo-philosophie que l'on retrouve à la base de la plupart des théories scolastiques contemporaines.

**246.** Aussi, et comme conséquence logique des idées, non moins instables que fausses, admises et préconisées sur ce point de doctrine avec une trop complaisante condescendance, le praticien qui n'a pas complétement répudié les théories organiciennes, en ce qu'elles ont d'illogique, rencontre à chaque pas les inévitables difficultés résultant des erreurs et des préjugés qu'il a lui-même accrédités et qui, l'atteignant dans sa légitime liberté au chevet de ses malades, amoindrissent l'autorité de ses conseils, lui imposent des concessions compromettantes, des temporisations trop souvent funestes dans leurs suites ou toujours regrettables, quand elles n'ont pas un motif juste et raisonnable. Et comment en serait-il autrement, dès lors que toutes les préventions contre la médication par l'alcaloïde en question sont dues à l'empire des systèmes, à la méconnaissance absolue de la genèse des maladies fébriles et des règles thérapeutiques qui en découlent ?

247. L'innocuité du sulfate de quinine rend son dosage toujours facile contre tous les états pathologiques fébriles ou intermittents ; et, quels que soient les doutes que l'esprit de système emprunte à une observation superficielle ou tronquée, sa propriété excellemment fébrifuge demeure invariable dans sa certitude ; il est de même surabondamment démontré par l'expérience que les effets physiologiques — ivresse quinique, bourdonnements, tintements d'oreille, etc., — suscités parfois dans l'économie par cet alcaloïde, ne présentent aucun inconvénient sérieux ; que ces effets sont com-

plétement inoffensifs autant qu'éphémères ou de courte durée.

248. Il est une autre objection contre l'emploi du sulfate de quinine et qui découle d'une interprétation erronée des symptômes primordiaux de la maladie vivante, symptômes auxquels, par une aberration étrange, l'on a opposé le résultat matériel — altérations des organes — des recherches *post mortem*, résultat que l'on regarde, ainsi que nous l'avons déjà dit, comme d'une existence antérieure aux phénomènes d'ordre physiologico-pathologiques.

249. Née d'un conception illogique, l'objection dont nous voulons parler ici, bien que presque exclusivement tombée aujourd'hui dans le domaine populaire, n'en a pas moins une docte origine, déjà vieille de plus de soixante ans : Le sulfate de quinine, dit-on, *dégrade* et *ruine l'estomac.*

250. Nous aurions volontiers abandonné ce préjugé à la seule crédulité populaire, s'il ne comptait encore parmi les praticiens bon nombre de partisans attardés dans les voies de l'observation clinique. Pour faire justice d'une telle assertion, il suffirait d'en appeler à l'expérience des faits ou, si l'on aime mieux, à *l'estomac* des malades, c'est-à-dire à leur appétence ou plutôt à leur excellent appétit, quand le sulfate de quinine les a affranchis de la fièvre.

251. Que n'a-t-on pas dit aussi, dans un autre temps, du quinquina lui-même, ainsi que du tartre stibié, cet héroïque remède des inflammations du parenchyme pulmonaire.... Il y a dans toute vérité, à quelque ordre de choses qu'elle appartienne, une autorité souveraine, une puissance virtuelle qui, à son heure, pénètre l'intelligence et finit tôt ou tard par la soumettre à la raison dans l'évidence des faits d'observation.

252. De là, la préférence que nous avons donnée au sulfate de quinine, soit comme moyen d'exploration et d'expérimentation cliniques, au point de vue de la genèse pathologique; soit comme base spéciale d'un traitement préventif, seul vraiment propre à empêcher le développement des maladies aiguës.

253. Cette préférence prend sa raison déterminante dans la certitude d'action de l'alcaloïde du quinquina, dans sa parfaite innocuité, dans sa supériorité absolue sur toutes les substances médicinales réputées fébri- fuges et, par suite, dans la toute naturelle, facile et sûre application que l'on en peut faire à la constatation de la loi qui règle dans sa généralisation les phéno- mènes physiologiques des maladies aiguës.

254. De plus, la constante efficacité de l'alcaloïde de quinine, comme remède préventif; sa certitude d'action, comme instrument de recherches exactes et

suivies au lit du malade et la commodité de son emploi le rendent plus propre qu'aucun autre agent thérapeutique à compléter la démonstration qui devra apparaître non moins décisive qu'évidente, comme couronnement logique de nos propositions.

255. Ce ne sont pas les fortes doses ou doses massives des préparations du sel de quinine, qui guérissent le plus vite la fièvre et préviennent plus sûrement les maladies aiguës; mais bien plutôt l'application opportune et méthodique de ce médicament, basée tout à la fois sur la notion certaine des caractères essentiels de la fièvre, sur le mécanisme et le mode de développement de ses complications et, avant tout, sur la loi qui les régit dans leurs diverses phases.

256. Etant donnée la périodicité dans les manifestations d'un état pathologique quelconque, l'indication thérapeutique dominante s'impose pour ainsi dire d'elle-même au médecin, tant elle se montre évidente.

257. Combattre immédiatement le mouvement fébrile; neutraliser la loi qui le règle dans sa marche et dans ses évolutions, tel est le premier devoir qui incombe au médecin; manquer à ce devoir, ne pas saisir l'indication urgente, négliger l'opportunité ou l'occasion, pendant qu'il en est encore temps, c'est laisser la porte ouverte aux complications pathologiques

et par suite s'exposer à toutes les éventualités d'une situation critique, trop souvent pleine de périls pour le malade et de cruelles déceptions pour le médecin.

258. Se trouve-t-on en présence d'un état fébrile dont les symptômes caractéristiques viennent de se produire en un trouble généralisé, mais encore simplement fonctionnel ? on peut, dans la majorité des cas, — surtout si c'est un premier accès — le laisser suivre ses phases et remettre au lendemain l'emploi de l'anti-périodique.

259. Mais si l'état pyrétique que l'on a sous les yeux a déjà été précédé d'un ou de plusieurs accès et que l'accès actuel soit à son début, la prudence conseille de donner immédiatement le sulfate de quinine, afin d'atténuer la fièvre, d'en abréger la durée et de pourvoir à toute éventualité ; ce sera d'ailleurs autant de gagné sur la maladie et la durée du traitement.

260. Règle générale : s'il s'agit d'un état fébrile simple, d'intensité moyenne et d'invasion récente, bientôt il cède au remède et il suffit de continuer la médication pendant quelques jours pour en empêcher le retour.

261. La nécessité de continuer la médication pendant quelques jours est de rigueur. En effet, il ne

suffit pas de donner une fois le sulfate de quinine
pour guérir la fièvre ; il est encore nécessaire que le
remède soit convenablement dosé, méthodiquement et
opportunément administré : car, comme l'a dit il y a
longtemps le professeur Magendie, ce n'est pas tant
le sulfate de quinine qui guérit la fièvre que la médication par cet alcaloïde, c'est-à-dire son emploi méthodiquement réglé.

262. Quand l'état fébrile n'est pas nettement dessiné,
comme dans les fièvres à formes indécises, dites
*larvées* ou *masquées*, il peut arriver que l'accès qui
suit immédiatement l'emploi de la première dose du
remède apparaisse plus accentué dans ses manifestations ; mais bientôt les choses changent et la fièvre
se modifie, pour se terminer en des accès d'intensité
décroissante.

263. L'état saburral plus ou moins épais de la
langue ; les nausées, l'anorexie, les vomissements
bilieux ou non bilieux, les expistaxis, etc., qui se
produisent si souvent au début ou au cours d'un accès
de fièvre et plus particulièrement le matin, au déclin
du paroxysme, ne sont point une contre-indication à
l'emploi immédiat du sulfate de quinine, sous l'influence
duquel ces troubles physiologiques morbides consécutifs à la fièvre s'effacent promptement.

264. Le praticien qui ne voit dans l'état morbide
indiqué ci-dessus qu'une sorte de pléthore saburrale

ou bilieuse des premières voies, ne tenant aucun compte de la synthèse physiologique des faits qui frappent ses regards, et n'apercevant dans l'ensemble de cette première ébauche de la maladie naissante — où tout lui apparaît sous une forme confuse ou désordonnée — que le fait matériel de *l'embarras gastrique,* s'empresse de le combattre par des vomitifs ou des purgatifs, laissant à la fièvre proprement dite toute sa liberté d'action morbigène.

265. Bien que cette déviation thérapeutique, considérée en elle-même ou dans ses effets, ne constitue pas une contre-indication formelle, selon la rigueur de l'expression, il n'en résulte pas moins que l'indication première, celle qu'impose la logique, se trouve détournée de son but essentiel, dès lors que la médication mise en pratique n'est pas déduite des caractères fondamentaux de l'état pathologique général, base principale et nécessaire des déterminations thérapeutiques.

266. Si un embarras gastrique ou bilieux, accompagné d'un mouvement fébrile guérit, ainsi qu'il arrive parfois, sous l'action d'un vomitif ou d'un purgatif et sans l'intervention de la médication antipériodique, combien de fois aussi n'arrive-t-il pas que cette méthode perturbatrice laisse après elle le médecin désarmé en présence d'une pyrexie persistante, devenue déjà redoutable par cela même que, depuis quelques

jours seulement, la fièvre méconnue dans sa loi ou ignorée dans sa genèse, a été abandonnée à elle-même ou n'a pas été méthodiquement traitée?

267. Dans le cours de certains états fébriles, particulièrement de ceux qui, par l'ensemble de leurs symptômes, revêtent la forme typhoïde abdominale, il est une phase caractérisée par une effervescence générale, avec ardeur vive et sèche de la peau ; langue sèche, brune ou fuligineuse, étroite et réduite dans son volume, lisse dans son milieu longitudinal, rugueuse sur les côtés, tremblotante et comme incertaine dans ses mouvements, suite d'une ataxie commençante. Cet état pathologique, suivant des praticiens qui méconnaissent les ressources de la médication antipériodique et qui font fausse route dans l'étude de la maladie, serait une contre-indication à l'emploi du sulfate de quinine.

268. Il y a là une grave erreur. Dans les conditions que nous venons d'indiquer du mouvement fébrile, il y aurait un péril réel pour le malade si — ce qui n'arrive malheureusement que trop souvent, par une supposition qui est loin d'être toujours fondée quant aux contre-indications du côté des voies digestives, — le médecin ne s'opposait pas immédiatement et énergiquement à la marche envahissante d'un état fébrile qui pourrait bientôt amener à sa suite des lésions organiques graves, avec l'altération des principes du

sang, les aberrations du système nerveux, en rendant ainsi la guérison fort incertaine.

269. Grâce à la méthode thérapeutique que nous employons dans ces cas, avec une persévérance et une confiance justement fondées sur des résultats qui témoignent de son efficacité, nous voyons, le plus souvent, ces pyrexies en apparence si graves et si menaçantes, se transformer au bout de quelques jours sous l'influence du traitement par le sulfate de quinine, donné matin et soir : l'accès diurne s'efface peu à peu, l'accès vespéral se continuant en décroissant chaque nuit, en même temps que les troubles qu'il avait suscités dans les fonctions. L'effervescence fébrile tombe graduellement ; la chaleur sèche et aride de la peau est remplacée par une température douce et une moiteur générale ; le pouls devient moins fréquent, en se rapprochant de jour en jour du pouls normal ; la langue s'humecte, se ramollit et reprend sa forme naturelle, tandis que les troubles ataxiques, venant de l'éréthisme fébrile, sont remplacés par le calme moral et un apaisement général de l'économie : c'est l'entrée en convalescence.

270. On a dit et souvent répété qu'*il y a des fièvres à quinquina et d'autres qui ne le sont pas*. Si l'on a voulu par là donner à entendre qu'il y a des fièvres qui résistent au quinquina et à ses préparations, qui sont réfractaires ou rebelles aux

anti-périodiques, cette assertion demanderait à être appuyée sur des preuves. Or, celles-ci ne peuvent puiser leur autorité que dans la notion génésique des caractères essentiels de la fièvre et les résultats de la médication anti-périodique qu'on lui oppose dans une application opportune et méthodique. Est-ce là la voie que l'on a suivie ?.... Nous avons bien des fois rencontré dans les œuvres des auteurs l'assertion que nous venons de citer, mais nous n'avons vu nulle part la preuve démonstrative de son exactitude.

271. Il y a des fièvres à formes bénignes ou éphémères, même des états typhoïdes en apparence graves, que l'on voit guérir pour ainsi dire d'eux-mêmes, avec la *médecine expectante* seule, c'est-à-dire avec la médecine sans remèdes ; et il nous a été maintes fois donné à nous-même, dans les pays inter-tropicaux, notamment sur les côtes de la Guinée et dans les Indes, aussi bien qu'en Bretagne, de voir guérir au cours d'épidémies meurtrières et sans le secours du moindre remède, des malades atteints d'affections diverses, même des cholériques algides, depuis plus de vingt-quatre heures sans pouls, sans pulsations apparentes du cœur, anuriques et aphones, de la poitrine desquels il ne s'exhalait plus qu'un souffle à peine sensible et froid.

272. C'est que Celui qui seul peut opérer ces sortes de résurrections — qu'il n'est pas donné au médecin

de prévoir ni de réaliser — a déposé dans les profondeurs de l'économie humaine où elle prend ses mystérieuses attaches, une force virtuelle, une puissance en acte que l'on a nommée *force vitale* ou *médicatrice de la nature*, force qui suffit parfois à elle seule à opérer la guérison d'un cholérique désespéré, ou d'un malade atteint d'une fièvre grave.

273. Ce que nous venons de dire sert à montrer une fois de plus qu'il n'y a pas de règle sans exception, et qu'il n'est pas toujours absolument nécessaire de recourir au quinquina ou à ses préparations pour voir guérir la fièvre, ce qui ne veut pas dire que, dans les cas dont nous venons de parler, la fièvre se fût montrée rebelle à l'emploi de l'anti-périodique, méthodiquement administré.

274. Cela ne prouve pas davantage que les guérisons qui s'opèrent sans l'intervention de l'alcaloïde du quinquina portent atteinte à l'intégrité du principe de la généralisation de la loi qui domine et régit la fièvre, non plus qu'à la nécessité de traiter cette dernière, nécessité d'autant plus souvent impérieuse que, au moment où la fièvre commence, le médecin ne peut jamais savoir avec certitude quand et comment elle finira.

275. Lorsque le mouvement fébrile s'est dédoublé, que la fièvre a passé au type rémittent, il devient

nécessaire de combattre immédiatement les deux accès par le sulfate de quinine donné dans les rémissions, c'est-à-dire de cinq à sept heures du matin et de quatre à six heures du soir.

276. Toute fièvre peut prendre bientôt le type rémittent, si on la laisse faire, c'est-à-dire si on ne l'a pas déjà combattue par la médication quinique ; mais aussi toute fièvre rémittente peut être promptement ramenée à son premier type par le sulfate de quinine opportunément et méthodiquement administré. Ce seul fait suffirait à démontrer l'existence de la loi qui régit la fièvre, en même temps que la certitude de la médication.

277. Le médecin ne saurait trouver une démonstration plus convaincante, un argument pratique plus concluant en faveur de l'unité qui domine et de la loi qui règle la pathogénie des maladies aiguës, que ce qui se produit ici dans les résultats immédiats de la médication fébrifuge : sous son influence, on voit bientôt disparaître le mouvement diurne de la fièvre, puis l'accès vespéral, et cela dans un temps ordinairement proportionnel à celui qui s'est écoulé à partir de l'invasion de la fièvre, quand celle-ci ne s'est pas encore compliquée d'une lésion consécutive quelconque.

278. Le mouvement fébrile diurne, venu le dernier, est toujours moins prononcé que l'accès vespérin ou

nocturne ; aussi est-il de règle que l'état général du malade s'aggrave pendant la nuit dans des paroxysmes de plus en plus intenses, à mesure que la fièvre augmente ou progresse.

279. C'est entre dix heures du soir et deux heures du matin que la fièvre est à son *fastigium* d'intensité. Ces heures sont, comme nous l'avons déjà dit, celles durant lesquelles s'opèrent les congestions inflammatoires et les diverses lésions ou altérations qui compliquent le mouvement fébrile ; c'est aussi pendant la nuit que se produit l'*herpès febrilis,* ce singulier stigmate de l'état pyrétique, que l'on voit si fréquemment se manifester sur divers points du visage et plus particulièrement aux lèvres, sous le nom d'*herpès labialis.* (1)

280. Lorsque la fièvre a déterminé une affection ou lésion, localisée sous une forme quelconque, celle-ci doit être immédiatement combattue par un traitement approprié pendant que l'on traite directement la fièvre, en tenant toujours compte des heures de rémission.

281. Il est évident que cette double médication présente d'autant plus de chances de succès que la

(1) Nous reviendrons sur ce phénomène dans nos *Considérations sur la pathogénie des maladies fébriles aiguës.*

lésion locale est plus récente et que le traitement est plus promptement et plus énergiquement appliqué.

282. La fièvre présente quelquefois un *génie* tel que la résistance qu'elle oppose à la médication antipériodique réclame du malade une entière docilité et une confiance non moins complète dans le médecin, et, du côté de celui-ci, une patiente persévérance fondée sur une conviction éclairée autant que ferme touchant l'urgence de la médication.

283. Cette résistance de la fièvre, notamment dans les épidémies, indique souvent une tendance marquée à revêtir promptement les formes les plus graves.

284. Dans ce cas, si, après avoir enrayé la fièvre, l'on suspend avant le temps la médication quinique, le mouvement fébrile peut reprendre bientôt — brusquement ou peu à peu — ses allures premières : combien n'y a-t-il pas lieu de craindre alors pour le malade, si le médecin, timide ou irrésolu en présence des préjugés, hésite à revenir au remède dont il a trop tôt suspendu l'usage, peut-être parce qu'il en a ignoré toute la puissance thérapeutique !

285. Toutefois, la cause du retour de la fièvre ne provient pas toujours de la suspension prématurée du remède, bien que cette cause ne soit que trop fréquente ; ce retour du mouvement pyrétique peut aussi

tenir à d'autres circonstances plus ou moins appréciables ; à des influences ambiantes, générales ou
particulières, que nous n'avons pas à rechercher dans
leur origine, souvent ignorée.

286. Après avoir mis en relief, avec toute la clarté
possible, le phénomène si important de la fièvre et
lui avoir restitué le rang qui lui est dû et le rôle qui
lui incombe dans la pathologie des maladies aiguës ;
après avoir montré la loi qui règle l'état fébrile dans
sa marche et ses évolutions si variées , nous fondant
sur la certitude et la constance des faits d'observation
clinique, nous en avons déduit une médication non
moins préventive que logiquement indiquée. Il ne
nous reste plus, avant de clore la série de nos Propositions générales, qu'à déterminer cette médication,
son mode d'emploi le plus sûr et le dosage méthodique
du remède, tout naturellement désigné comme traitement préventif des maladies aiguës.

287. Les formes pharmaceutiques sous lesquelles le
sulfate de quinine est administré sont aussi nombreuses
que variées ; mais nous avons dû nous restreindre et
ne recourir qu'aux formules les plus simples, les plus
sûres et le plus généralement admises dans la pratique
médicale, afin de ne rien faire perdre au précieux

alcaloïde de sa vertu excellemment fébrifuge et ne laisser aucune prise à l'incertitude ou au doute touchant les résultats de nos expérimentations cliniques. D'ailleurs, de ce côté, nous n'avions point à innover, mais seulement à démontrer la valeur thérapeutique du remède.

288. Pour obtenir du sulfate de quinine tout ce qu'il peut donner, l'action fébrifuge à sa plus haute puissance, il faut l'administrer en solution; c'est incontestablement sous cette forme qu'il rend le plus de services; c'est le mode d'emploi le plus sûr et le plus promptement efficace de toutes les préparations pharmaceutiques du sel de quinine.

289. D'ordinaire, nous formulons le soluté antipériodique avec l'acide sulfurique ou l'acide tartrique, dosés de manière à obtenir une solution limpide et, lorsque la répugnance du malade l'exige, nous en dissimulons l'amertume par l'addition du sirop de menthe poivrée.

290. Nous donnons fréquemment aussi le sulfate de quinine en substance, enveloppé dans un azyme, pour en masquer la saveur; ou encore combiné, sous la forme pilulaire, avec une préparation thébaïque contre les flux diarrhéiques, subordonnés à un mouvement fébrile ou affectant une marche périodique. Nous donnons encore ce remède mêlé à l'extrait de

belladona contre les névropathies qui présentent les mêmes indications, eu égard à la périodicité.

201. Chez les malades du premier âge et jusqu'à dix ans, nous administrons le sel de quinine, aux doses de dix, quinze, vingt et trente centigrammes, de trois à quatre heures du soir, chaque jour, et deux fois, le matin et le soir, si la fièvre a pris le type rémittent. Nos doses sont toujours proportionnelles à l'âge, à l'intensité et au caractère plus ou moins aigu de la fièvre.

202. C'est surtout contre la fièvre qui se produit aux époques de dentition et de croissance; contre celle qui devance, souvent de plusieurs jours, le croup et les autres affections pseudo-membraneuses, que le médecin doit se montrer vigilant et agir *citò*, *tutò* et *perseveranter*, pour enrayer au plus tôt le mouvement fébrile, et en prévenir les suites si souvent funestes.

293. Chez les malades adultes, nous dépassons rarement quarante, soixante ou quatre-vingt centigrammes; mais quand la fièvre tend à revêtir le caractère pernicieux, nous hésitons d'autant moins à donner le sulfate de quinine à la dose d'un gramme ou deux et même davantage, qu'une grande habitude de l'administration de ce remède nous a depuis longues années, convaincu de sa parfaite innocuité : il n'est pas un médicament

que le praticien puisse manier avec une aussi complète sécurité, quand il en use avec le discernement nécessaire et dans les conditions voulues d'opportunité.

294. Quant à ce qui est de l'usage en quelque sorte exclusif que nous avons fait de l'alcaloïde de la précieuse écorce du Pérou, tant comme moyen de contrôle de nos observations cliniques que comme anti-périodique et fébrifuge ou remède préventif des maladies aiguës, nous dirons tout simplement que du moment où nous avions sous la main un médicament excellemment doué de la propriété anti-périodique, guérissant en prévenant la maladie, il ne nous a pas paru nécessaire d'en chercher un autre.

295. Parmi les innombrables remèdes que la science a produits de notre temps, et qui favorisent trop souvent les convoitises d'une avide spéculation industrielle, plutôt qu'ils ne servent les vrais intérêts de la science et de l'humanité, quel est celui de ces médicaments que l'on pourrait comparer, pour la certitude de ses propriétés, la sûreté et la rapidité de ses résultats thérapeutiques au sulfate de quinine ? Il n'en est assurément aucun.

296. Combien de fois n'avons-nous pas entendu blâmer et critiquer sans discernement, avec une déplorable légèreté, la médication par le sulfate de quinine, sans qu'on pût lui en opposer une autre d'égale valeur. Il est vrai qu'aujourd'hui, à demi

vaincus par l'évidence des résultats, les opposants ont fait trêve à leurs vaines et impuissantes critiques ; et bien qu'ils soient demeurés toujours imbus des théories organiciennes qui continuent de voiler à leurs regards la vraie genèse de la maladie aiguë, ils ne laissent plus, comme autrefois, un aussi libre champ à la fièvre.

297. Encore un mouvement généreux en avant ; quelques préjugés de moins, et un peu moins de condescendance pour ceux que l'on rencontre au chevet du malade ; quelques pas de plus dans l'étude clinique sérieuse de la fièvre ; une attitude plus ferme, mieux assurée dans la voie de la vérité thérapeutique, et bientôt les détracteurs du sulfate de quinine, les adversaires de la médication par cette substance verront avec quelle certitude on arrive, par l'emploi opportun et judicieusement réglé de notre méthode préventive, à prévenir ou à enrayer à leur début les maladies fébriles aiguës.

# APPENDICE

# AVANT-PROPOS

Bien que le choléra ait sa place tout naturellement désignée dans le cadre de nos
Propositions générales, nous avons voulu
consacrer à cette individualité pathologique
une étude à part, sous forme d'appendice au
travail qui précède, afin de mettre plus clairement en relief les caractères d'affinité qui rattachent cette modalité morbide, en apparence
spéciale, à la genèse commune des maladies
aiguës, soit particulières, soit épidémiques.

On a beaucoup écrit sur le choléra. Il n'est
peut-être aucune maladie à propos de laquelle
l'on ait vu se produire plus de théories diverses

et dont la nosologie et la thérapeutique aient
donné lieu à un aussi grand nombre de mono-
graphies, de mémoires et de dissertations.
Cependant, en dépit de tous ces travaux, souvent empreints d'un talent remarquable, et de
l'aveu même des maîtres de la science, la nosologie du choléra n'aurait fait aucun progrès
vraiment sérieux et réellement profitable à
l'humanité, depuis près de cinquante ans que
cette maladie a plus particulièrement fixé l'attention des médecins de l'Europe. C'est, en
effet, ce qui semble résulter de l'examen des
théories, aussi incomplètes qu'instables, des
auteurs; de la manière dont ils ont envisagé le
choléra, sans pour ainsi dire s'occuper de sa
genèse propre; des hypothèses plus ingénieuses
et souvent plus spécieuses que concluantes
qu'ils ont formulées sur ce que l'on appelle *sa
nature* et sur ses divers modes de propagation;
de l'éternelle mobilité des méthodes thérapeutiques et des remèdes non moins nombreux
que variés dans leurs propriétés, sinon souvent
opposés dans leur action, et qui, tout d'abord
préconisés avec éclat, ont toujours fini, après
d'inutiles essais ou de décevantes espérances,
par tomber dans un inévitable et juste discrédit,
dépourvus que sont ces modes de traitement de
toute liaison doctrinale avec la pathogénie de
cette maladie.

A quelle cause faut-il attribuer les obscurités qui enveloppent encore de nos jours, comme d'un voile impénétrable, l'origine pathologique du choléra? Quelles sont les difficultés qui empêchent de remonter jusqu'à son principe, dans ce qu'il a de saisissable aux sens et d'appréciable à l'esprit, dans les limites de l'observation clinique et d'une interprétation logique des faits morbides? Quels obstacles arrêtent donc le regard et la pensée du clinicien et l'empêchent de pénétrer à travers l'ensemble des symptômes généraux jusqu'au trouble initial, prélude de la maladie, qui touche de si près à la vie hygide?

C'est pourtant jusque là, c'est par delà les complexités apparentes qui nous voilent le fond des choses; c'est jusqu'aux premières manifestations morbides qui confinent à la vie en bonne santé, que nous devons nous efforcer d'atteindre, si nous voulons découvrir dans leur certitude les caractères essentiels, et, pour ainsi dire, tangibles — tant ils sont évidents, — des phénomènes primigéniaux du choléra, phénomènes dont la claire notion est absolument nécessaire pour établir dès le début — avant la période algide, — un diagnostic certain, et en déduire sûrement les indications d'une thérapeutique vraie et sérieusement préventive du choléra.

Plusieurs médecins éminents ont tenté, mais sans entrer assez avant dans la question, de rapprocher le choléra des fièvres pernicieuses, et particulièrement des pernicieuses algides du grand médecin de Modène, le célèbre professeur Torti. D'autres médecins distingués lui ont trouvé des traits de ressemblance, un air de famille avec certaines fièvres intermittentes, et particulièrement avec les pyrexies maremmatiques ou fièvres paludéennes. Mais en dépit des essais, d'ailleurs peu sérieux, qui ont été dirigés dans ce sens, toutes les tentatives sont demeurées infructueuses, et le choléra n'en est pas moins aujourd'hui regardé, par la plupart des praticiens, aussi bien que par nos maitres dans l'enseignement, comme une maladie *spécifique* ou *sui generis*, comme un grand fait pathologique incompréhensible, en un mot, comme un problème jusqu'ici insoluble, au double point de vue de sa genèse pathologique et de son traitement.

« Cette impuissance de l'art, — dit le savant
» vulgarisateur Figuier, — est aujourd'hui par-
» faitement avérée. La médecine s'avoue vain-
» cue, et le choléra-morbus continue d'être
» aujourd'hui, comme il y a un demi-siècle, un
» indéchiffrable et redoutable sphinx pour nos
» médecins. » (1)

(1) Figuier, *Année scientifique*, 1873, page 384.

Il y a plus d'un tiers de siècle que nous nous sommes demandé si le choléra fait exception à la loi de périodicité qui domine et règle les maladies aiguës. Depuis ce temps, nous avons intimement vécu avec les préoccupations de notre sujet, le considérant sous tous ses aspects et nous appliquant à pénétrer chaque jour plus avant dans le difficile chemin d'une étroite observation, afin de mieux connaître et de pouvoir, avec plus de certitude et de précision, étudier et vérifier la loi dont nous cherchions à saisir plus clairement les rapports avec les phénomènes primordiaux du choléra, ainsi que nous l'avions déjà fait pour d'autres maladies particulières et épidémiques.

Pour bien saisir l'ensemble du tableau d'une épidémie quelconque; pour le bien étudier dans ses détails multiples et variés, et en acquérir une connaissance aussi parfaite que possible, il importe, après l'avoir vu passer plusieurs fois sous ses yeux, d'y jeter de temps en temps un regard rétrospectif, de recueillir et de repasser un à un dans ses souvenirs tous les faits qui s'y rattachent, et de les soumettre au *criterium* d'un scrupuleux examen, dans le recueillement et le calme de la pensée, loin du bruit des discussions et du choc des opinions.

De tous les livres que l'on a publiés sur le choléra, il n'en est aucun que nous sachions, qui en ait indiqué, précisé ou défini la genèse pathologique. C'est cette question si importante et pourtant tout-à-fait ignorée, de la genèse du choléra, que nous allons essayer d'exposer dans les Propositions qui vont suivre, après nous être longuement attaché à sa recherche dans l'étude clinique directe de cette individualité pathologique particulière que nous avons si souvent eu l'occasion d'observer dans les Indes — de 1828 à 1832, — et plus tard, dans notre propre pays; individualité dont les caractères génésiques sont étroitement liés à une question doctrinale qui, depuis un grand nombre d'années, a fixé pour la première fois notre attention et fait l'objet constant de nos études au lit des malades.

Après avoir tracé et ponctuellement suivi dans nos Propositions générales la voie qui nous a conduit à la genèse des maladies aiguës, tant individuelles ou particulières qu'épidémiques, peut-être trouverons-nous plus facile et plus courte celle qui mène à la pathogénie du choléra.

Ayant parlé, dans nos Propositions générales, de la perniciosité, de l'épidémicité, de la contagiosité, de la spécificité et de l'infectiosité, nous n'en ferons qu'incidemment mention dans nos Propositions sur le choléra.

Loin de nous, assurément, la prétention de

convaincre par nos seules affirmations et nos raisonnements : la conviction se forme surtout au contact des faits. Mais, ne l'oublions pas, c'est jusqu'aux premières atteintes portées à la vie hygide, qu'il faut remonter dans l'observation directe et l'interprétation des phénomènes morbides, pour acquérir la notion exacte de la genèse pathologique du choléra, comme de toute autre maladie fébrile aiguë.

A chacun, d'ailleurs, le droit d'examen et d'appréciation de notre formule pathogénique et la liberté de la réfuter par sa contradictoire, si celle-ci se trouve quelque part dans le domaine de la pathologie.

# PROPOSITIONS

# SUR LE CHOLÉRA

> La médecine s'efforcera en vain de fonder des *dogmes* pathologiques, de poser les bases d'une méthode thérapeutique; elle tentera inutilement de déterminer la *nature* d'une affection fébrile quelconque, d'en établir la classification, d'en fixer les caractères distinctifs, contagieux ou non contagieux, tant qu'elle n'aura pas précisé la vraie source pathogénique de cette affection.

1. Le choléra est épidémique, sporadique ou isolé. (1)

2. Les formes ou manifestations primordiales diverses sous lesquelles se montre le choléra étant communes

(1) Une maladie épidémique est, comme on le sait, celle qui se répand dans un même lieu sur un grand nombre de personnes. — *Sporadique*, dispersé, semé çà et là, se dit d'une maladie lorsqu'elle n'attaque que quelques individus à la fois, indépendamment de toute influence épidémique.

à la plupart des maladies aiguës, on est porté à inférer de cette analogie que l'épidémicité cholérique est la même que celle des autres maladies épidémiques. En d'autres termes, née d'une cause extérieure ou cosmique, nous voulons dire vraisemblablement liée à une influence météorologique, l'épidémicité proprement dite ne présente dans aucun cas un caractère spécial, saisissable à l'observation, marquant de son empreinte particulière une maladie quelconque.

3. D'un autre côté, les caractères essentiels ou primordiaux du choléra étant identiques à ceux qui préludent à la naissance et au développement de toute modalité morbide soit épidémique, soit sporadique ou isolée, on est porté à penser que la genèse pathologique du choléra n'a pas d'autre origine que celle qui est commune aux autres maladies.

4. Car, si le choléra avait son épidémicité propre ou *sui generis*, pourquoi n'en serait-il pas ainsi de chaque maladie épidémique ? Il y aurait alors autant d'épidémicités ou de causes spécifiques que de modalités pathologiques diverses, se produisant sous la forme épidémique, ce qui apparaît non moins contraire à la raison qu'à l'observation.

5. Confondant la contagion avec l'épidémicité, ou attribuant à celle-ci un caractère spécifique morbigène qu'excluent l'observation clinique et une rigoureuse

analyse des phénomènes initiaux de la maladie, l'on a dit que le choléra se propage par la contagion. C'est là une assertion qui pourra paraître d'autant plus hasardée que son exactitude est assurément bien loin d'être démontrée. D'ailleurs, étant un fait d'ordre primordial, il semble de nécessité logique que l'épidémicité renferme en elle-même la raison de sa propagation, sans qu'il soit nécessaire d'y ajouter la contagion. De quelles épouvantables dévastations le monde ne deviendrait-il pas le théâtre, si la maladie était à la fois épidémique et contagieuse !....

6. Le Créateur qui a fait naître, dans une nécessaire harmonie, la diversité des effets de la simplicité même de la cause, a en quelque sorte semé ou disséminé sous nos yeux, dans l'ensemble que nous offre d'ordinaire le tableau si varié, si émouvant et en même temps si instructif d'une épidémie, la variété des modalités pathologiques, comme pour nous faire mieux comprendre et saisir l'unité qui les domine par le rapprochement et l'étude des faits, l'analyse des symptômes et la comparaison entre eux de ces divers états morbides.

7. Ici c'est le choléra-morbus, placé sur le premier plan du tableau et dominant toute la scène pathologique, avec ses variantes plus ou moins accentuées ; autour de lui apparaissent, se meuvent et se développent sous l'action constante d'une même loi, ce que l'on

appelle, au cours d'une épidémie, les maladies
*intercurrentes :* la grippe, les pneumonies, les
érysipèles, les fièvres typhoïdes, puerpérales et autres ;
les pyrexies simples ou pernicieuses, à modalités
diverses ; toutes ces affections se montrent simultanément à l'observation, non pas sous l'influence
d'une cause spéciale, particulière à chacune d'elles,
mais bien sous l'action d'un seul et même principe
étiologique, qui n'est autre que l'épidémicité elle-
même, ou plutôt la cause qui la produit.

8. Si, détournant nos regards du tableau que nous
offre une épidémie, nous observons les faits pathologiques qui, en dehors de toute influence épidémique,
se produisent en des manifestations *sporadiques*,
nous voyons apparaître, procédant par bonds capricieux,
semés çà et là et s'abattant inopinément sur une
famille, un collège, etc.; ici, quelques cas de choléra
ou des accidents cholériformes ; là, la petite vérole
ou toute autre affection exanthémateuse ; tandis
qu'ailleurs, sur plusieurs sujets, parfois sur la totalité des
habitants d'une maison, on voit fondre tout-à-coup des
affections fébriles, aux formes variées, qui demeurent
bornées aux étroites limites du milieu où elles ont
pris naissance.

9. En voyant ces groupes morbides se former, se
mouvoir dans leurs capricieuses évolutions ; ici sous
une forme, là sous une autre, on ne peut s'empêcher

de rapprocher ces faits sporadiques en voie de formation de la manière dont la nature procède dans une épidémie, au moment où, par les premiers cas de maladie, elle semble prendre possession des lieux envahis. Il y a entre la brusque apparition des maladies sporadiques et les premières manifestations d'une épidémie locale une analogie saisissante qui ne saurait échapper à l'observation.

10. Aussi les maladies sporadiques sont-elles d'ordinaire considérées dans les milieux où elles se produisent comme les préludes ou les premiers traits d'une épidémie qui semble imminente. De là l'effroi qui s'empare si promptement des populations aux yeux desquelles la cause des sporadies ne saurait être — non sans quelqu'apparence de raison — différente de celle des maladies épidémiques. Et comment, en effet, admettre une différence entre les causes là où les manifestations morbides ne présentent de différence que dans le nombre des malades et l'étendue des lieux envahis ou contaminés ?

11. Car la nature de l'effet révélant la nature de la cause, et l'effet ne pouvant donner que ce qui est contenu dans la cause, il s'en suit que le mode qui représente la sporadicité et celui qui s'affirme dans l'épidémicité ne différeront point essentiellement entre eux, si les manifestations morbides demeurent constamment identiques dans les deux cas. En d'autres

termes, les maladies ou modalités pathologiques diverses, qu'elles soient *sporadiques* ou *épidémiques*, présentant de part et d'autre les mêmes caractères nosologiques, il n'y aura plus dans les termes qualificatifs que nous venons de souligner, ou plutôt dans les deux modes qu'ils désignent, qu'une simple question de nombre et d'étendue, quant aux faits produits et observés.

12. La sporadicité et l'épidémicité étant insaisissables à l'analyse, nous ne pouvons en apprécier l'existence de fait que par la manifestation de leurs procédés, c'est-à-dire, par les effets ou résultats sensibles, derrière lesquels se voile la cause qui fait ou détermine indirectement la sporadicité et l'épidémicité ou qui les produit occasionnellement.

13. Ce n'est donc ni à l'un ni à l'autre de ces deux modes que nous devrons demander à connaître l'origine pathologique du choléra, c'est-à-dire, l'expression vraie de sa pathogénie.

14. Ce n'est pas non plus aux causes physiques ou météorologiques, si souvent inutilement invoquées, que nous devrons tout d'abord remonter pour avoir le mot de l'énigme que nous cherchons à expliquer. Combien de fois, depuis un demi-siècle, et avec quel courage, quel dévouement et quelle persévérance les médecins les plus distingués de tous les pays n'ont-ils

pas exploré les airs, les eaux et les lieux les plus divers ?...... Quelle a été jusqu'ici la réponse de *l'incompréhensible et redoutable Sphinx ?......*

15. Sans doute — pour ne parler ici que de ce genre de recherches — l'étude nécropsique du choléra, comme celle de toute autre maladie, a une incontestable utilité pour le médecin; mais, pour cela, il ne doit pas négliger ou perdre de vue l'intérêt clinique, autrement important, qui se rattache à l'observation directe de la maladie vivante, laquelle renferme en elle-même le secret de sa pathogénie.

16. Sur les tables de nos amphithéâtres il n'y a plus de malades; il ne reste plus que la mort dans sa certitude et son lugubre silence : l'âme a quitté son tabernacle, la vie s'est éteinte, la maladie elle-même est morte. Il n'y a plus là qu'un cadavre, dernier vestige de l'homme, montrant à découvert, sous les coupes du scalpel, les stigmates de la maladie, stigmates muets, il est vrai, mais qui ont cependant leur éloquente expression, pour qui sait les interpréter.

17. Car les lésions que la maladie a produites dans le sein de l'homme vivant; les ruines dont elle a laissé les empreintes sur le cadavre, sous des formes multiples et des aspects souvent variés, ont leur histoire écrite dans cette synthèse pathologique qui

rattache la lésion organique au trouble initial, au simple dérangement de la vie hygide.

18. C'est ce trouble, cette altération primigéniale des fonctions vitales; c'est cet ensemble des phénomènes morbides généraux, soudaine et première expression d'un acte profond et invisible, qui, en un temps en quelque sorte indivisible, modifiant la vie normale dans ses attributs, constituera bientôt la maladie en voie de formation, et dont la résultante finale se traduira par les lésions que la mort nous permet de vérifier dans les organes.

19. Après avoir détourné notre attention des lésions que le cadavre humain offre à nos méditations, pour la diriger du côté de la maladie vivante, c'est jusqu'à la démarcation que l'œil du clinicien perçoit entre la vie hygide et la vie morbide; c'est jusqu'à la lutte qui va s'engager entre ces deux vies qu'il nous faudra remonter, si nous voulons avoir une idée nette, totale et vraie de la maladie, affirmant son principe génésique dans la spontanéité de ses caractères primordiaux.

20. Ici encore, nous ne ferons appel qu'à l'observation directe et à l'expérimentation clinique, pour déduire la genèse et la loi du choléra de l'examen et du contrôle des faits qui se produisent sous le regard attentif du praticien, dans l'ordre naturel de leurs manifestations successives et réglées.

**21.** Car — ainsi que nous l'avons déjà dit — l'observation clinique suffisant à donner la notion aussi complète que nécessaire de la genèse de toute maladie qui revêt le caractère fébrile ou périodique, nous sommes logiquement amené à faire au choléra l'application de cette donnée pathogénique.

**22.** C'est donc par l'observation directe, par le rapprochement et la comparaison du choléra épidémique avec les cas isolés ou sporadiques, que nous pourrons plus sûrement arriver à fixer la genèse propre de cette maladie et à montrer sa subordination à un principe commun morbigène, dont une thérapeutique préventive spéciale devra compléter la démonstration.

**23.** Pour se rendre compte jusqu'à quel point la pathogénie du choléra est accessible à l'observation clinique, il n'est pas de voie plus sûre que de suivre dans leurs manifestations, avec une scrupuleuse attention, les procédés si simples que la nature met en œuvre dans la production des cas pathologiques, à forme cholérique, groupés en petit nombre dans un espace limité, et offrant des degrés divers dans l'intensité d'un même état morbide.

**24.** On dirait à l'aspect des sporadies cholériques qui tombent d'une manière si imprévue sur une agglomération peu nombreuse de personnes, que la nature semble s'essayer à nous offrir — comme si elle était parfois impuissante à parfaire son œuvre — une simple ébauche ou esquisse d'une épidémie cholérique. (Note XVI.)

25. C'est qu'en effet, aucun des principaux traits de l'individualité cholérique ne manque à ce tableau, depuis la simple diarrhée ordinaire, avec vomissements bilieux et l'entérorrhée blanche caractéristique qui préludent à la période algide, jusqu'à la forme cholérique nettement définie, se produisant dans un ensemble de symptômes dont la gravité peut aller jusqu'à la mort.

26. Les diverses dénominations, qualifications ou distinctions d'espèces que l'on a tenté d'imposer au choléra, ne reposant sur aucun des caractères vraiment fondamentaux de la maladie, ne sont propres qu'à jeter la confusion dans les esprits et à augmenter l'obscurité derrière laquelle se dérobe la notion de la pathogénie du choléra.

27. Nous croyons avoir déjà répandu un certain jour sur cette pathogénie dans nos Propositions générales, propositions que la nature elle-même semble avoir pris le soin de rattacher étroitement à celles dont nous nous occupons ici, par une sorte de trait d'union que ne manquera pas de voir avec nous, dans sa réalité nosologique, le praticien qui, suivant le sage conseil de Zimmermann, s'applique au lit du malade

*à lire dans la nature,* (1) en se conformant à la règle qu'impose une saine méthode d'observation.

28. Nous allons essayer de mettre dans un jour plus complet ce trait d'union, ce lien naturel qui, dans des affinités saisissantes de vérité, rattache la pathogénie du choléra à une genèse commune aux maladies fébriles aiguës, en nous appuyant sur la similitude de la cause génésique ou genèse propre du choléra avec celle des autres maladies particulières et épidémiques.

29. Car séparer les maladies épidémiques des maladies individuelles ou particulières, c'est méconnaître leur genèse pathologique, c'est fermer les yeux sur leurs caractères et les liens qui les unissent; c'est mettre la confusion là où, dans les faits morbides primordiaux soumis à l'observation directe, règnent l'ordre et l'harmonie, sous l'action d'une règle commune.

30. Le choléra présente d'abord ceci de commun avec une foule d'autres maladies fébriles, c'est qu'il se montre épidémiquement, sporadiquement ou isolément; qu'il peut naître spontanément, sans *acception* de lieu ou de circonstances spéciales, nous voulons

(1) Traité de l'expérience en général et en particulier de l'art de guérir. Paris, 1774. Trad. par Le Febvre de Villebrune.

dire en dehors de tout fait de contagion ou d'importation, sans l'intermédiaire obligé d'une cause exotique spécifique; en un mot, le choléra, comme toute maladie aiguë, peut apparaître inopinément et se développer jusqu'à la léthalité, sous l'influence de causes physiques ou météorologiques. (Note XVII.)

31. L'épidémie cholérique — comme toute autre épidémie — peut être précédée, accompagnée ou suivie de l'apparition de modalités morbides diverses, telles que: affections catarrhales, grippes, fièvres, dysenteries, aphthes, diarrhées, etc., lesquelles représentent autant de variétés pathologiques qui naissent et se développent sous l'influence des mêmes conditions météorologiques.

32. Le choléra débute presque toujours — à part les cas pernicieux foudroyants — par un ensemble de symptômes ou troubles généraux, d'abord d'apparence fort bénigne, dans l'état physiologique normal du sujet contaminé: insomnie, anxiétés vagues, malaise général, courbatures, etc., qui ne tarde pas à se compliquer de troubles plus manifestes dans les fonctions de l'appareil digestif, sous forme d'anorexie, de nausées, de vomissements et de diarrhées, ces dernières se produisant plus particulièrement de minuit à deux heures du matin, mais sans caractère encore *sui generis*.

33. Cet ensemble de phénomènes physiologiques morbides qui, en dehors de toute influence épidémique,

sembleraient devoir à peine fixer l'attention du médecin, à cause de leur peu de gravité apparente, présente un caractère spécial, commun à toutes les affections à forme fébrile qui apparaissent au cours de l'épidémie : nous voulons parler du mouvement paroxystique, ou de l'aggravation qui s'opère tous les soirs dans l'état morbide cholérigène et devient chaque nuit de plus en plus marquée, de minuit à deux heures, comme c'est la règle dans toute affection fébrile, plus ou moins intense.

34. C'est vers ce point important de la diagnose clinique du choléra, c'est jusqu'au fait de périodicité si peu remarqué jusqu'ici et, nous pouvons même dire, si complètement négligé par les auteurs, que nous devons diriger notre attention, si nous voulons nous confirmer dans la vraie notion de la genèse du choléra ; c'est dans l'investigation et l'analyse clinique des éléments de la maladie naissante que nous devons chercher son véritable germe nosologique et la raison de sa thérapeutique préventive.

35. Dans une épidémie cholérique, comme dans tous les cas qui se produisent isolément ou sporadiquement, le choléra — de même que toute modalité pathologique quelconque — est marqué par deux degrés extrêmes qui sont, au début, l'ensemble des symptômes prodromiques que nous venons d'indiquer, et qui n'offrent encore rien que l'on ne rencontre au commencement

de tout autre état pathologique; et la période ultime — phase algide pernicieuse — choléra confirmé ou période d'état du choléra.

36. Entre les deux termes ou degrés extrêmes que nous venons de préciser, le choléra peut bien offrir quelques modifications dans ses manifestations symptômatiques, certaines variations dans leur intensité ou leur degré de gravité; mais ses caractères essentiels demeurent toujours les mêmes, inaltérables dans leur forme, invariables dans leur expression; et aucune raison nosologique sérieuse n'autorise les distinctions de variétés ou d'espèces décrites et proposées par quelques auteurs, telles que celles de choléra indien ou asiatique, de choléra sporadique ou propre à l'Europe, de choléra spasmodique, adynamique, thyphique, etc.

37. Dans les Indes comme en Europe, nous avons constamment vu le choléra, avec ses caractères indicateurs ou pathognostics, toujours semblable à lui-même dans la période algide ou choléra confirmé, soit qu'il fût épidémique ou sporadique: car le choléra sporadique n'est pas propre à l'Europe seulement, et celui qui frappe l'indigène comme l'européen sur les bords du Gange ou de l'Hooglee, est bien le même choléra que celui qui donne la mort sur les rives de la Seine ou sur celles du Volga.

38. La comparaison entre les cas épidémiques et

sporadiques, considérés dans la manifestation constante
de leurs symptômes, eu égard au choléra confirmé
dans sa période d'état « algidité, » révèle une identité
de forme telle qu'il ne saurait y avoir le moindre
doute sur ce point, du reste si facile à vérifier, et que
la nature, dans une providentielle prévoyance, a pris
le soin de mettre à la portée de tout praticien attentif:
ceci résulte pour nous d'une étude clinique comparative
aussi longue que patiente, portant sur des cas très-
nombreux, sérieusement contrôlés et de l'observation
desquels découle tout naturellement et, pour ainsi
dire, comme de sa propre source, la démonstration
du fait énoncé.

39. La ressemblance commune aux modes sporadique et épidémique, en confondant dans une même
individualité pathologique ces deux modes en un seul,
implique *à priori* la similitude des phénomènes
prodrômiques qui préludent, dans le commencement
de la maladie, à l'algidité cholérique; similitude que
nous trouvons particulièrement confirmée dans la
constatation d'une seule et même loi, présidant au
développement et à la marche de ces mêmes phénomènes prémonitoires ou plutôt cholérigènes.

40. De l'existence de cette loi pathologique — la
périodicité — et de son action sur l'ensemble des
phénomènes de la première période ou période *ante-
cholérique*, nous sommes amené, en suivant la logique

des faits dans l'ordre naturel et analytique de leur succession, à constater *l'unicité* de forme de la modalité cholérique, quelles que soient ses variantes.

**41.** L'*unicité* du choléra ou plutôt — pour ne pas nous écarter de l'exactitude dans l'expression — l'unicité de la modalité cholérique n'implique nullement l'existence d'une cause spécifique.

**42.** Ici se présentent, comme d'elles-mêmes, quelques questions relatives aux causes du choléra, à celles de ces causes qui proviennent du monde extérieur, causes physiques ou occasionnelles de la maladie :

**43.** La cause du choléra est-elle spécifique ou est-elle analogue à celle des autres épidémies ?

Cette cause est-elle unique ou complexe ?

Les causes qui donnent lieu aux maladies épidémiques sont-elles les mêmes que celles qui produisent les maladies communes ?

Si la cause des épidémies est unique ou spécifique, d'où vient la diversité des formes ou modalités morbides en général ? (Note XVIII.)

**44.** Ce que nous avons dit dans nos Propositions générales touchant la cause des maladies aiguës, nous dispense de revenir ici sur des questions dont la solution — quelle que soit leur importance — ne nous semble pas absolument nécessaire à la constatation de la genèse pathologique, dès lors que l'on ne rencontre cette genèse dans aucune autre voie que dans la seule exploration des éléments constitutifs de la maladie vivante et le contrôle d'une thérapeutique préventive spéciale, méthodiquement appliquée.

45. Les principaux traits de ressemblance que présentent au début les symptômes généraux des affections cholériques avec ceux de la première période des maladies fébriles ordinaires dénotent, dans les deux cas, non-seulement une action commune des causes extérieures, mais encore, et bien plus particulièrement, l'existence d'une même pathogénie, soumise à l'action d'une seule et même loi.

46. Les caractères spéciaux, ou, si l'on veut, *sui generis*, d'une maladie épidémique quelconque, toujours progressivement développés ou aggravés, selon l'ordre naturel et successif des faits tels que, dans le choléra, l'albuminorrhée intestinale, les vomissements blancs à flocons albuminoïdes, l'algidité, l'anurie, les crampes, etc., ne sont pas plus une preuve démonstrative de la spécificité de la maladie et de sa cause, que le purpura pétéchial et l'altération du sang, le diabète, l'hémorrhagie pyrétique, l'albuminurie, la fièvre puerpérale grave, etc., ne constituent, pour chacune de ces affections, une entité spécifique ou espèce morbide à part, quant à leur genèse.

**47.** Ce n'est pas la cause extérieure seule, quelle
que soit celle que l'on suppose ou que l'on mette en
avant — et quelles suppositions, quelles hypothèses
n'a-t-on pas imaginées à propos de l'étiologie du
choléra ? — qui donne à cette maladie, dans sa
période avancée, l'empreinte symptômatique spéciale
par laquelle elle se distingue de tout autre état
pathologique.

**48.** La physionomie particulière que prend le choléra
confirmé en sa période d'état ne saurait suffire à en
faire une espèce morbide à part, une maladie spécifique : le choléra n'est tout simplement qu'une variété
pathologique, naissant et se développant comme
d'autres variétés qui puisent à une même source leur
force évolutive et ne deviennent dissemblables que
dans leur période d'état ou période ultime.

**49.** S'il en était autrement, c'est-à-dire, si le choléra
et les variétés morbides fébriles que l'on regarde
comme des maladies spécifiques, représentaient autant
d'espèces distinctes et séparées, au lieu des caractères
communs que ces affections offrent à leur naissance,
elles apparaîtraient dès le début revêtues des symptômes
caractéristiques d'une spécificité particulière et primordiale.

**50.** C'est donc à la source à laquelle nous venons
de faire allusion comme étant le point d'origine des

modalités pathologiques, c'est jusqu'au merveilleux appareil des grands centres nerveux qu'il faut remonter pour avoir la claire notion de la communauté d'origine du choléra et des autres maladies aiguës, qu'elles soient ou non réputées spécifiques.

51. Dès lors que ce n'est pas dans les causes extérieures, quelles que soient celles qui interviennent et quelle que puisse être la nature qu'on leur prête ou le mode d'influence qu'on leur attribue, au point de vue de la genèse, de la détermination définitive des formes morbides et de leurs variétés; puisque ce n'est pas, avons-nous dit, dans les causes occasionnelles seules du choléra que se trouve la raison — *agendi ratio* — des symptômes caractéristiques qu'il offre à notre observation; nous sommes naturellement amené à tourner notre attention vers la maladie elle-même pour lui demander le secret de sa propre genèse.

52. Nous bornant donc au simple rôle d'observateur de la maladie dans sa formation initiale et ses développements successifs, nous constatons qu'au moment de leur apparition, les premiers phénomènes morbides généraux qui se produisent sous nos regards n'offrent encore rien de particulier ou de caractéristique; que ces mêmes phénomènes, en tant que signes indicateurs de la maladie, n'appartiennent pas plus au choléra qu'à toute autre affection; qu'on les

trouve constamment les mêmes au seuil de toutes les maladies à marche aiguë, sans qu'on puisse encore dire à quel genre d'affection ils vont aboutir ou vers quelle modalité ils tendent et s'acheminent; qu'enfin la nature fait, au début des maladies fébriles, leurs symptômes tellement ressemblants, que l'on serait tenté, au premier abord, de se demander si les nosographes ne se sont pas copiés dans les descriptions, d'ailleurs si exactes, qu'ils nous donnent du commencement des maladies fébriles aiguës.

53. Les phénomènes primordiaux du choléra, de même que ceux de toute maladie aiguë, considérés dans leur évolution lente ou rapide, — mais évolution toujours soumise à la périodicité, — revêtent donc dans l'ensemble de leurs caractères, à quelques variantes près, une physionomie commune, semblant indiquer qu'ils se sont développés sous l'influence d'une même cause extérieure ou physique.

54. Sans rien préciser touchant la nature de cette cause, nous nous croyons fondé à dire qu'en vertu d'une action élective qui paraît lui être propre, elle porte ses premières atteintes, plus ou moins vives ou intenses vers un appareil organique — le système nerveux, — dont les diverses parties, dans une coordination physiologique nécessaire, deviennent, par un mouvement réflexe de l'impression reçue, le point d'émergence des premiers phénomènes morbides que

règle, dans leur ensemble, la loi de périodicité co-établie.

55. Ces premiers phénomènes généraux, nés d'une impression morbifique qui a réagi sur les centres nerveux profonds, se produisent à la périphérie en un mouvement fébrile ou facteur morbigène commun qui, avec la loi de périodicité, préside à l'œuvre d'élaboration des modalités pathologiques dont les apparences diverses proviennent des troubles fonctionnels, des modifications dans les sécrétions, des lésions organiques ou des altérations variées des fluides et des solides; et c'est ainsi que la maladie arrive à se caractériser et à s'établir dans sa période ultime ou forme morbide définitive.

56. En effet, à quel système ou appareil organique appartiendrait donc le rôle prépondérant dans la genèse, la formation et le développement des maladies aiguës, si ce n'était au système nerveux lui-même? Car, si la suprématie doit être attribuée à ce système dans l'ordre fonctionnel physiologique hygide ou normal, ce qui semble non moins incontestable qu'incontesté, ce sera lui aussi, — l'observation clinique et les résultats des expérimentations physiologiques modernes suffisent à cette démonstration, — qui présidera aux aberrations morbides, si variées qu'elles soient, de la physiologie pathologique. (Note XIX.)

**57.** L'identité génésique du choléra, qu'il soit épidémique ou sporadique, étant démontrée par l'observation et l'expérimentation clinique directes, il s'en suit qu'un attribut pathologique essentiel ne peut exister pour l'un des modes s'il n'existe pas pour l'autre.

**58.** La notion claire et positive de la pathogénie du choléra et de ses manifestations prodrômiques, tirée de l'observation directe et de l'étude comparative des formes diverses de cette maladie, infirme donc la théorie de la contagion.

**59.** Le choléra n'est, dans la nombreuse famille des maladies épidémiques, qu'une modalité à part, provenant d'un principe commun morbigène.

**60.** Un ensemble de faits pathologiques, constants dans leurs manifestations, marque la période initiale ou prodrômique du choléra, mais sans en constituer dès maintenant les signes caractéristiques certains ou *pathognomoniques*. Ces faits se lient à un état pyrétique primigénial, auquel se rattachent également les symptômes généraux et les troubles fonctionnels consécutifs de l'appareil digestif.

**61.** Le mouvement pyrétique domine la pathogénie du choléra, en maintenant sous sa dépendance, dans leurs évolutions successives et réglées, les altérations fonctionnelles des voies digestives et l'ensemble des phénomènes généraux.

62. Ces phénomènes, dans leur simplicité primordiale, ne présentent encore rien qui les distingue ou les différencie de ceux qui préludent au développement initial d'autres affections fébriles dont les troubles de fonctions et les tendances fluxionnaires s'effectueraient du côté de l'appareil digestif.

63. Le choléra, considéré dans l'ensemble des phénomènes généraux qui accusent son existence — imminente ou confirmée — nous montre la diarrhée et les autres dérangements des voies digestives comme de simples effets, des phénomènes secondaires ou consécutifs, dépendants, en tant que symptômes du mouvement pyrétique.

64. Le mouvement fébrile, dans le choléra, et les faits qui sont sous sa dépendance, liés dans des rapports de cause à effets, sont régis par une loi commune.

65. Cette loi se montre dans les maladies fébriles — quelle que soit leur dénomination — qui, accompagnées de dérangements intestinaux, souvent inoffensifs, restent limitées à un ou plusieurs sujets ou, se disséminant sur toute une contrée, apparaissent comme les signes avant-coureurs d'une épidémie cholé-

rique ou autre, à laquelle d'autres affections feront bientôt cortège en des modalités diverses, sous le nom de maladies intercurrentes.

66. Les symptômes prodrômiques observés dans l'ordre hiérarchique de leurs manifestations successives nous montrent la loi de périodicité présidant au développement initial et aux évolutions diverses du choléra.

67. La diarrhée semble quelquefois apparaître au début du choléra comme le premier et le principal signe indicateur de la périodicité qui la régit.

68. Sous une influence cholérigène, le mouvement pyrétique et le flux de ventre, au commencement de la maladie, ne présentent absolument rien qui les différencie de la plupart des fièvres à flux intestinaux, si communes en temps d'épidémie, et qui, le plus souvent peu graves, n'aboutissent pas toujours au choléra.

69. Par suite de l'influence qu'ils lui attribuent sur le développement de la période algide, les médecins ont de tout temps fixé leur attention d'une manière particulière sur la diarrhée, que les Anglais ont les premiers appelée *prémonitoire* « prémonitory » et qu'en France l'on a nommée *cholérina*; mais sans avoir jamais fait la remarque que ce fait pathologique

demeure constamment soumis à la périodicité, ainsi que tous les phénomènes que la fièvre tient sous sa dépendance.

70. Les déjections diarrhéiques n'étant pas ce qu'il y a de premier dans l'ordre de succession des phénomènes généraux du choléra, aucune raison sérieuse ne justifie la qualification de prémonitoire — qui annonce, qui avertit — que l'on a donnée à une diarrhée d'ailleurs sans caractère spécial encore et qui se trouve liée, en tant que fait actuel accompli, à l'ensemble des symptômes de physiologie pathologique généraux qui précèdent la période cholérique confirmée.

71. Bien qu'antérieur à la diarrhée et dominant la pathologie du choléra dans l'ensemble des phénomènes qui en marquent le début, le trouble fébrile qui précède, considéré en lui-même, ne présente aucun caractère particulier, et par suite ne saurait non plus être qualifié de prémonitoire ou signe indicateur du choléra : ici, comme partout et toujours, le mouvement pyrétique — *vis impulsiva morborum* — émanant du centre nerveux est tout simplement l'agent ou le facteur d'une maladie quelconque en voie de formation.

72. La qualification de prémonitoire que l'on donne à la diarrhée n'a donc pas sa raison d'être, à moins qu'on ne la trouve dans le rapprochement d'une

épidémie préétablie et d'un ensemble de symptômes primordiaux qui empruntent à cette épidémie déjà existante une signification réelle, et dont il est toujours prudent de tenir compte, au point de vue d'une thérapeutique préventive spéciale.

73. L'apparition de l'algidité ou période de collapsus du choléra n'est due ni à l'abondance des déjections ni aux modifications qui s'opèrent dans leur aspect et leur composition, mais bien plutôt au caractère pernicieux que revêt la maladie, ainsi qu'on le voit dans les fièvres *a frigore* et le *choléra sec* ou fièvre algide pernicieuse, qui se produisent sans entérorrhée.

74. C'est à l'heure où le paroxisme fébrile dans les maladies aiguës amène à sa suite l'aggravation des symptômes et les complications morbides; c'est de minuit à deux heures qu'apparait pour la première fois et que se renouvelle chaque nuit la diarrhée sous l'influence d'une épidémie cholérique.

75. Les manifestations fébriles et le flux diarrhéique, dans la période initiale du choléra, se suspendent pendant le jour ou diminuent d'intensité et de fréquence, pour reparaître — le mouvement fébrile — vers le soir, et — le flux intestinal — de minuit à une heure, temps paroxystique de l'apparition des diarrhées dans les affections fébriles en général.

76. Le mouvement fébrile est parfois assez faiblement accusé pour échapper à l'observation du médecin qui n'admet pas la maladie dans sa réalité avant qu'elle soit apparue avec son cortège de symptômes caractéristiques propres à la période cholérique, bien que les phénomènes primordiaux et notamment la diarrhée suffisent, dans leur marche périodique et réglée, à éveiller l'attention et à la fixer d'une manière définitive, au double point de vue diagnostic et thérapeutique.

77. Les alternances de repos et d'actions physiologiques cholérigènes peuvent durer quelques jours, sans autres changements dans l'état pathologique général qu'une augmentation graduée dans l'intensité des symptômes et, comme conséquence, le nombre croissant chaque nuit des déjections.

78. Dans un mémoire sur le choléra, présenté à l'Institut, un médecin éminent a dit:

« La diarrhée prodrômique est la loi du choléra..... » Arrêtez la diarrhée, vous arrêtez le choléra. »

Depuis que ces propositions ont formulées (1832), quels progrès la découverte de cette prétendue loi a-t-elle fait faire à la genèse du choléra et à son traitement?.... Et s'il suffit d'arrêter la diarrhée pour arrêter le choléra, pour en prévenir le développement et les suites, comment se fait-il que, depuis bientôt un demi-siècle, nous ayons vu tant de victimes de cette maladie ?

79. Non, la loi du choléra n'est pas et ne peut être la diarrhée, et la fréquence de ce dérangement intestinal dans le cours des épidémies cholériques, ne suffit pas pour l'élever à la hauteur d'une loi ; il n'en a pas d'ailleurs les caractères essentiels.

80. La diarrhée prodromique du choléra peut bien manifester dans sa marche l'expression inaltérable de la loi — la périodicité — comme le pourrait faire un quelconque des phénomènes généraux qui préludent aux évolutions du choléra ; mais la diarrhée, dans ce cas, n'est pas plus la loi que ne le serait un simple flux intestinal ordinaire sous la dépendance d'un état fébrile, ou l'écoulement du sang dans une fièvre hémorrhagique, à type intermittent. Ne serait-ce pas le cas de répéter ici ce que nous avons déjà dit à propos d'une interprétation erronée de la loi pathologique : *Accende superiùs ?*

81. De telles méprises sont assurément graves surtout quand elles viennent de médecins qui ont pour eux l'autorité que donne une haute position scientifique : elles ne tendent alors à rien moins qu'à détourner les esprits de la contemplation et de l'étude d'observation des choses immatérielles ou d'ordre physiologique dans l'homme malade, pour les soumettre au joug d'un matérialisme doctrinal.

82. Il y a dans toutes les épidémies des diarrhées

qui guérissent pour ainsi dire d'elles-mêmes ou à l'aide des médications les plus simples; mais il y en a aussi, et ce sont les plus nombreuses et les plus redoutables, — particulièrement dans les épidémies de choléra — qui continuent leur marche sous la règle d'une loi qui n'est pas celle du choléra seul, et dont on cherche d'autant moins à enrayer les manifestations qu'enveloppée dans les obscurités d'une philosophie médicale positive, elle passe chaque jour inaperçue ou méconnue sous le regard du praticien.

83. Depuis que la diarrhée à été signalée comme loi du choléra, la science n'a pas fait, que nous sachions, un pas de plus vers la détermination de la genèse pathologique de cette maladie, de même qu'elle est restée impuissante à formuler une méthode thérapeutique d'après des indications sûres et confirmées par d'irrécusables expériences cliniques. Si donc la médecine n'a pu jusqu'ici fixer la doctrine sur ce point de la pathologie, c'est qu'elle n'est pas en possession de la loi du choléra.

84. Au lieu de s'en tenir au fait brut de la diarrhée et d'asseoir sur ce dérangement fonctionnel une loi *empirique* du choléra, n'eut-il pas été plus conforme à la logique médicale de monter plus haut dans l'échelle des phénomènes morbides, pour y découvrir la loi pathologique dans des manifestations toujours faciles à saisir au début des affections cholériques, de même qu'au commencement de toute maladie aiguë?

85. Quand à l'intermittence dans la marche des phénomènes primordiaux a succédé le type rémittent, la diarrhée, toujours subordonnée à la loi de périodicité, se produit le jour comme la nuit, mais peut-être encore sans modifications notables dans l'aspect des déjections.

86. C'est ici qu'apparaissent le plus ordinairement — au cours ou vers la fin du paroxysme nocturne, de minuit à une heure, — les signes qui décèlent l'imminence du danger dans le passage de la première à la seconde période du choléra : déperdition rapide de la chaleur vitale périphérique ; altération profonde des fonctions respiratoires et de l'hématose ; cyanose, crampes, anurie, amaigrissement du visage, réduction du mouvement fébrile, etc. : c'est l'accès pernicieux qui, atteignant le malade dans l'intime de son organisme, le frappe d'une mort apparente, en le jetant, par une dépression profonde du dynamisme vital, dans un collapsus que l'on a nommé période algide ou période d'état du choléra.

87. Le choléra est de toutes les maladies épidémiques — avec la fièvre jaune ou typhus ictérode d'Amérique — celle qui revêt le plus promptement et le plus communément le caractère pernicieux.

88. Les cas de choléra d'emblée ou foudroyants — dans l'acception vraie de ces expressions — ne

sauraient être que de rares exceptions, les symptômes prodrômiques de la période initiale étant la règle générale.

89. En vertu de leur origine et de la loi qui les régit dans la période initiale, les cas de choléra réputés foudroyants, rentrent dans la catégorie des fièvres pernicieuses, souvent qualifiées elles-mêmes aussi de cas foudroyants, bien que l'accès qui amène la mort dans les fièvres pernicieuses communes ait été généralement précédé de symptômes précurseurs dans une suite d'accès parfaitement distincts, mais qui trop souvent passent ignorés, imprévus ou méconnus, à cause du caractère insidieux de ces fièvres ou par le fait des idées organiciennes touchant leur vraie pathogénie.

90. La fièvre algide ou fièvre pernicieuse algide de Torti, que l'on rencontre parfois isolée ou mêlée à d'autres modalités pyrétiques dans le cours des épidémies, ne diffère de l'algidité cholérique que par l'absence de vomissements et de déjections intestinales, d'où son nom de *choléra sec*.

91. D'après ce qui précède, le choléra, envisagé dans l'ensemble de ses manifestations et notamment dans sa période algide, est une fièvre à tendance éminemment pernicieuse, d'une modalité particulière ou spéciale — mais non spécifique — régie par la loi de périodicité.

92. Quand le malade échappe au danger de la période algide, il entre d'ordinaire, par le fait d'un mouvement d'impulsion des centres profonds vers la périphérie dans la troisième période du choléra, que l'on appelle *œstueuse, typhique* ou de *réaction*.

93. Cette période ultime, eu égard au mouvement qui la détermine et à l'ensemble des symptômes qui la caractérisent, se présente, comme l'indique son nom, dans une opposition directe avec la sidération algide.

94. La période de réaction, regardée généralement comme moins dangereuse, par comparaison avec le péril en apparence plus imminent, de la phase précédente, n'en constitue pas moins un état morbide dont le pronostic est le plus souvent très-redoutable.

95. Le danger de la réaction est généralement en rapport avec la force du mouvement réflexe qui la détermine, avec l'épuisement de l'énergie vitale résultant des diarrhées blanches, avec la durée et l'intensité de l'agidité, l'importance ou la gravité des lésions organiques inflammatoires et des congestions ou fluxions hypérémiques qui se sont produites.

96. Une réaction prompte, mais franche et modérée, marquée par un mouvement fébrile nettement accusé, est favorable.

97. Le danger demeure imminent quand la réaction est lente, faible ou incomplète; que l'activité vitale plus ou moins profondément déprimée dans une résistance passive des centres nerveux, rend les fonctions respiratoires insuffisamment assimilatrices de l'hématose ou oxigénation du sang.

98. Quelles que soient les conditions ou les complications anatomo-pathologiques de la période typhique, la fièvre domine toujours, d'une manière plus ou moins marquée, l'ensemble des symptômes qui caractérisent cette période.

99. L'intensité du mouvement pyrétique est ici subordonnée, comme toujours, au degré de réaction des centres nerveux sur l'organisme.

100. Ce résultat du dynamisme vital ou force impulsive de l'innervation, naissant des profondeurs de l'économie pour se manifester à la périphérie, n'est en réalité qu'une sorte de *réminiscence* ou de retour des phénomènes pathologiques primitifs reparaissant, mais avec plus d'intensité et de gravité, dans l'ordre de périodicité antérieur à la phase algide : c'est l'état primitif *ante*-cholérique, temporairement effacé dans l'algidité, qui renaît de la même source génératrice pour se continuer dans la période typhique.

101. Comment ne pas voir dans cette transformation

pathologique, d'ailleurs si digne d'arrêter l'attention du praticien, une sorte de renaissance de l'état pathologique primitif ou forme typhique plus ou moins complexe et qui, abstraction faite de la période algide à laquelle elle succède, semble la suite toute naturelle et comme non interrompue du commencement de la maladie? N'est-ce pas ici un argument de plus en faveur de la thèse qui fait le fond de notre œuvre : à savoir que le choléra appartient à la pathologie des fièvres?

102. Les congestions inflammatoires, les hypostases ou lésions hypérémiques passives, quels que soient les organes qu'elles affectent, constituent autant de complications consécutives qui n'apportent aucune altération essentielle dans l'expression des phénomènes pyrétiques ou de périodicité, lesquels continuent à suivre la marche réglée des manifestations primitives qui ont marqué les débuts de la maladie.

103. C'est constamment soumis à la périodicité que se présentent à l'observation, dans la période typhique, les symptômes généraux de cette période, dans des alternances de redoublements et de rémissions, apparaissant aux mêmes heures, sous l'empire de la même loi, comme au début de la maladie.

104. En général, la forme typhique succédant à une attaque de choléra, ne diffère ni dans les manifesta-

tions symptômatiques, ni dans les lésions extérieures ou intérieures de l'état pathologique que l'on appelle fièvre typhoïde.

105. Les parotides ou parotidites qui surviennent quelquefois à la fin de la période algide du choléra ou au commencement de la période typhique, ressemblent à celles que l'on rencontre dans le cours de certaines fièvres graves, et ne paraissent pas avoir, sur la marche de la maladie, l'influence que quelques auteurs leur ont attribuée.

106. Dans tous les pays où le choléra a sévi, aux Indes, à Paris, à Varsovie, à Londres, etc., toujours on l'a vu marcher de concert avec les fièvres, typhoïdes ou autres. Nous avons eu de fréquentes occasions d'observer cette complication dans les épidémies du Bengale, notamment à l'hôpital de Chowrengee, à Calcutta, où les ouvertures de cadavres faites sous l'habile direction du docteur W. Twining, Esq., nous donnaient des résultats de tous points identiques à ceux observés dans les nécropsies pratiquées en Europe, à l'occasion des épidémies de choléra.

107. Les altérations que l'on trouve dans les corps diffèrent selon que la vie s'est éteinte dans le cours de l'accès pernicieux algide ou dans la période typhique. Dans le premier cas, l'examen nécropsique

le plus attentif ne donne, le plus souvent, que des signes négatifs, en un mot rien qui explique le *pourquoi* de la forme cholérique, ni le *comment* de la mort. Dans le second cas, les anatomo-pathologistes ont coutume d'attribuer cette dernière aux lésions organiques qu'ils trouvent dans les cadavres.

108. Telles sont aussi, selon que la mort a eu lieu avant ou après la production des lésions inflammatoires organiques, les résultats nécropsiques que l'on rencontre chez les sujets qui ont succombé aux suites des fièvres pernicieuses proprement dites, sous quelque dénomination qu'on les désigne.

109. Ces faits montrent encore une fois les liens d'origine nosologique qui unissent la fièvre pernicieuse cholérique aux fièvres ordinaires, quelles que soient d'ailleurs les modalités diverses sous lesquelles celles-ci se présentent à l'observation.

110. Nous pouvons donc conclure de ce qui précède que les affinités d'origine et de caractères qui rattachent le choléra aux fièvres existent réellement; qu'elles ont été parfois pressenties ou entrevues, mais seulement à travers de soudaines et fugitives clartés, d'où il est résulté que leur filiation est restée méconnue et mal déterminée, faute de constatations cliniques logiquement et dûment déduites d'une pathogénie méthodique et vraie. (Note XX.)

**111.** S'inspirant d'une apparente analogie entre le choléra et certaines fièvres, guidés par de vagues aperçus ou des données aussi incomplètes qu'incertaines, plutôt que par une observation clinique rigoureuse, des médecins distingués ont tenté, à diverses reprises, de traiter le choléra par le quinquina et ses préparations. (Note XXI.)

**112.** Mais ici encore — comme toujours dans les questions de ce genre, — ne tenant aucun compte, dans les essais thérapeutiques, des commencements de la maladie, l'on ne s'est jamais appliqué à chercher, dans l'étude directe de ses phénomènes primordiaux et la constatation de la loi qui les régit, la genèse pathologique du choléra. Et pourtant, voilà aujourd'hui plus d'un demi-siècle que des hommes non moins zélés qu'éminents par la science s'étudient à la découverte de cette genèse qu'ils espèrent encore rencontrer là où elle n'est pas, c'est-à-dire en dehors de la maladie elle-même.

**113.** Cependant, pour qu'une médication puisse être admise comme concluante dans ses résultats, il ne suffit pas de connaître la propriété du remède que l'on emploie; il importe aussi, il est même de nécessité rigoureuse, que l'action physiologique du médicament mis en contact avec l'économie, soit en parfaite concordance avec la notion certaine et raisonnée de la maladie elle-même. C'est-à-dire, que la médication préventive qui s'impose tout d'abord dans le choléra, comme au commencement de toute maladie aiguë, doit trouver son indication formelle et nécessaire dans la double notion de la loi pathologique et de la vertu médicinale correspondante du remède. Ce n'est qu'à cette condition que l'on peut arriver à savoir et à conclure en dernière analyse si le quinquina et ses préparations sont ou non réellement efficaces contre le choléra.

114. On a dit que les grandes épidémies sont l'écueil de la médecine...... Assurément, la thérapeutique telle qu'elle existe, considérée dans ses rapports avec l'état actuel de la pathologie, c'est-à-dire sans méthode, incertaine et soumise aux fluctuations des théories systématiques, ne justifie que trop cette réflexion; car nommer les remèdes qui ont été tour à tour empiriquement employés contre le choléra serait faire l'énumération de toutes les substances de la matière médicale et mettre ainsi à découvert sous un des aspects les plus clairement démonstratifs l'impuissance de la médecine dans le traitement de cette maladie.

115. Mais il y a des raisons supérieures à celles tirées de la thérapeutique qui font que les épidémies sont un sérieux écueil pour la médecine: c'est que la cause qui les produit est trop élevée, qu'elle pèse d'un poids trop lourd, d'une influence trop puissante sur l'humanité pour que la science suffise à l'en

affranchir complètement. Les lois que Dieu a établies sont immuables et demeureront toujours impénétrables dans leur mystérieuse économie, ainsi que le reconnaissait Hippocrate lui-même lorsque, parlant de l'origine des épidémies, il la qualifie de *Quid divinum*.

116. Toutefois, quel que soit le mystère qui dérobe à nos regards les grandes lois de la nature, la divine sagesse a voulu que le médecin pût connaître les vérités pratiques nécessaires, et pour les rendre plus facilement accessibles à ses investigations, selon ses besoins et l'intérêt du malade, elle a pris le soin admirable de les placer pour ainsi dire sous sa main.

117. Cependant encore, il faut bien le dire, ces vérités si simples, si évidentes qu'elles soient et qui apparaissent aux sens et à la raison sous un jour tellement favorable que le médecin peut en quelque sorte les toucher du doigt; ces vérités, disons-nous, demeurent encore voilées pour un grand nombre par les erreurs dont l'esprit de système les a enveloppées.

118. Comment en serait-il autrement, dès lors que le médecin, méconnaissant les commencements de la maladie, néglige de remonter, par l'analyse des phénomènes initiaux du choléra, jusqu'à sa genèse pathologique et ne tient nul compte de la loi qui préside à son développement ?

110. L'écueil pour la médecine n'est donc pas seulement dans les grandes épidémies. Les maladies épidémiques — abstraction faite de l'*épidémicité*, qui n'est pas partie constituante de la maladie — étant composées des mêmes éléments pathologiques que les maladies particulières, il s'en suit que cet écueil se rencontre partout dans le domaine de la pathologie, au début des maladies épidémiques aussi bien que des maladies particulières.

120. Pour prévenir le choléra, il ne suffit pas de se préoccuper exclusivement de la diarrhée ou de la combattre par des moyens divers, plus ou moins appropriés et presque toujours inefficaces. Il faut tout d'abord voir la loi qui la régit, comme elle régit également dans leur ensemble les autres phénomènes primordiaux : il faut combattre avant tout la périodicité, afin de la réduire promptement à l'inaction et faire disparaître avec elle les phénomènes pathologiques qui lui sont subordonnés.

121 Et si la période initiale du choléra a fait place à la seconde, ou plutôt si celle-ci est simplement imminente, il ne faut pas perdre un instant, il faut agir avant que les vomissements soient établis et que d'abondantes déjections blanches aient jeté le malade dans la prostration et diminué ainsi les chances d'absorption du remède, nous voulons dire du bi-sulfate de quinine.

122. Ce n'est pas quand la seconde période est établie, quand le cholérique est pour ainsi dire arrivé à l'état de mort apparente; quand toutes les forces vitales de l'organisme sont frappées de prostration ou anéanties dans un collapsus profond; ce n'est pas quand toute chance d'absorption des remèdes n'existe plus — au dire des maîtres de la science — qu'il faut attendre d'heureux effets des préparations de quinquina contre l'apparition toujours si grave des accidents cholériques confirmés.

123. Ne perdons pas de vue que l'opportunité indicative de la médication anti-périodique passe vite, précisément parce que l'épidémie cholérique est de sa nature essentiellement pernicieuse. Il importe donc de prévoir la perniciosité, afin de la prévenir *cito et tuto*.

124. Nous ne reviendrons pas ici sur les règles que nous avons exposées dans nos Propositions générales relativement à l'emploi de l'alcaloïde du quinquina, tout ce que nous avons dit à cette occasion pouvant également s'appliquer à ce remède, en tant que moyen préventif contre le choléra.

Le sujet qui fait l'objet de nos Propositions générales, comme de celles que nous venons d'énoncer dans notre appendice sur le choléra, dépasse assurément les limites du cadre dans lequel nous les avons renfermées. En procédant comme nous l'avons fait, notre but a été d'exposer de notre mieux, aussi succinctement et aussi clairement que possible, dans une sorte de coordination synthétique, les vérités médicales pratiques que nous avons déduites de nos observations cliniques.

Bientôt, s'il plaît à Dieu de nous en laisser le temps, nous espérons pouvoir achever notre œuvre, en la complétant, dans nos « *Considérations sur la pathogénie des maladies fébriles aiguës.* »

# NOTES

# NOTE I.

On a dit que l'art d'observer et de guérir les maladies, que la médecine du médecin, en un mot, n'a rien de commun avec la philosophie. Le langage des hommes ne saurait rien changer à la nature des choses, pas plus qu'aux rapports que Dieu a établis entre elles. Il existe entre la médecine et la philosophie, comme entre cette dernière et toutes les sciences, dont elle est en quelque sorte la base essentielle, des liaisons naturelles et intimes, des affinités nécessaires que nous sommes logiquement forcés d'admettre comme positives. Aussi ces mêmes relations ou rapports s'offrent-ils à la pensée de l'observateur réfléchi comme les anneaux d'une longue chaîne qui, reliant entre elles toutes les choses de la création, rattache à son Auteur, dans une admirable et vaste coordination, l'universel ensemble du monde.

Mais, il faut bien le dire, ce n'est pas seulement la philosophie que la médecine positiviste, dans un déplorable esprit d'indépendance sceptique, a frappée de répudiation; c'est encore et surtout la foi elle-même, cette foi qui dilate et fortifie l'intelligence, qui règle et fixe le jugement (1), dirige et élève la pensée vers les sommets de la science, en même temps qu'elle ouvre à l'observation une voie lumineuse et sûre, un champ vaste et fécond, borné sans doute, mais par des horizons dont la tranquille sérénité nous permet de distinguer plus clairement la vérité scientifique, en la dégageant de ce qui peut en troubler l'éclat.

---

# NOTE II.

N'est-ce pas parce que Bichat a cru découvrir les lois de la vie dans un ordre de phénomènes relativement inférieurs, « *les propriétés vitales,* » ainsi que celles qui régissent les maladies dans leur formation primitive, là où l'observation et l'analyse cliniques ne peuvent pénétrer, que la confusion s'est faite dans son esprit, que son regard s'est troublé, et qu'en se détournant du rayon de lumière qui l'avait un instant éclairé, il a fini par tomber dans le *solidisme* de Bordeux ?

Dès lors, ne pouvant plus apercevoir distinctement les choses, il a été amené, à propos de la genèse de la maladie, « *cet intermédiaire entre la santé et la mort,* » à écrire ces paroles que l'on dirait inspirées par une sorte de découragement sceptique : « Quel médecin pourra, d'après les » données actuelles de son art, percer le voile épais qui

---

(1) Fides non destruit rationem, sed excedit eam et perficit. (S. Thomas).

» cache ici les opérations de la nature ? Quel esprit judicieux
» osera dépasser sur ce point les limites de la stricte obser-
» vation ? »

Quelle que soit notre respectueuse déférence pour la haute
autorité scientifique de Bichat, nous nous permettrons de
faire remarquer que les difficultés qui l'arrêtent et les doutes
qu'il exprime ne sont qu'une suite toute naturelle, comme
nous venons de le dire, de la confusion qui s'est faite dans
les idées du célèbre physiologiste sur la genèse des affections
morbides aiguës. Ce serait, à notre humble avis, une bien
regrettable illusion de croire ici à des impossibilités où
plutôt à des obstacles bien plus apparents que réels, et qui
disparaissent bientôt à la lumière *d'une stricte observation
clinique*, dirigée dans une voie méthodique, simple et toute
naturelle.

Si au lieu d'appliquer son attention à la recherche des
modifications apportées par les affections morbifiques à ce
qu'il appelle les lois vitales ; si moins préoccupé de résoudre
le problème, jusqu'ici inexpliqué, des phénomènes qui se
produisent chez *l'animal qui meurt,* par l'étude des phénomènes physiologiques de *l'animal vivant ;* si appuyé sur
l'observation des faits cliniques dans la rigoureuse limite
des phénomènes initiaux de la maladie, Bichat eût appliqué
son intelligence si lucide, si pénétrante et si élevée à étudier
au lit des malades cet *état intermédiaire entre la santé et la
mort,* que l'on nomme la maladie, il eût pu démêler ce qu'il
y a de primordial et de réel dans *ce changement qui, varié
à l'infini, produit les innombrables variétés des maladies ;*
car en pathologie aussi, la variété trouve sa génératrice dans
l'unité : c'est toujours la simplicité de la cause unie à la
variété des effets.

# NOTE III.

Le trouble de la vie hygide, ce mouvement initial de la physiologie pathologique qui s'opère d'une manière si soudaine sous l'influence morbifique des centres nerveux, point de départ de tout mouvement fébrile, nous rappelle ce que le professeur Gerdy disait de l'*Hygiologie*, qu'il regardait comme une science nouvelle, ayant pour objet : « L'étude de cet état qui n'est déjà plus la santé et n'est pas encore la maladie. » Outre l'impropriété de l'expression, — dans l'acception que lui donne Gerdy, — puisqu'elle ne peut s'entendre que des actes normaux de la vie, l'hygiologie proprement dite, ne saurait être particulièrement applicable à l'étude de l'état intermédiaire entre la santé et la maladie, état encore sans nom dans la pathologie et dont aucun auteur, que nous sach'ons, ne s'est sérieusement occupé, si ce n'est le célèbre médecin écossais Brown qui, dans sa théorie des *Sthénies* et *Asthénies*, le désigne, sans le définir autrement, par les mots *disposition* ou *opportunité*. (1)

Le trouble initial qui prélude à la maladie ne peut donc, dans son instantanéité, constituer par lui-même l'objet d'une science ; mais pour l'observateur désintéressé de tout esprit de système, il y a dans les phénomènes prodrômiques qui marquent le passage de la vie en bonne santé à la vie morbide, les signes révélateurs d'un temps d'élection ou d'opportunité dont l'importance appelle une étude nécessaire des premiers phénomènes de la maladie, dans la manifestation desquels une observation attentive fera découvrir bientôt le fondement d'une nosologie nouvelle des maladies aiguës, avec l'unité fièvre pour base et la périodicité pour loi.

(1) Brown, Jean. — *Elementa medicinæ*. 1779.

# NOTE IV.

Hippocrate considère le mouvement fébrile comme une effervescence, un ferment plus ou moins violent du sang et des humeurs, qui doit se terminer par l'élimination de ces dernières, quand elles auront subi l'élaboration qu'il appelle *coction*; c'est la crise, c'est-à-dire, le moment où se termine le combat entre le corps et la maladie.

———

# NOTE V.

L'auteur de l'*Examen de la doctrine médicale* a dit, qu'en négligeant l'étude de la physiologie pathologique, on se prive de notions exactes *sur la manière dont l'aberration des phénomènes de vitalité arrivent définitivement à la production des altérations organiques.* (1)

Ce n'est pas seulement chez les partisans avoués de l'organicisme que l'on rencontre parfois de ces contradictions qui apparaissent comme un trait de lumière; nous les retrouvons encore dans les œuvres de médecins éminents, qui n'ont pas pu se déprendre complètement de l'attache des idées organiciennes bien qu'ils reconnaissent que les maladies, à leur début, ne sont qu'un résultat d'une modification de la vie, en d'autres termes, qu'elles prennent leurs caractères fondamentaux dans la physiologie morbide:

(1) Broussais. 4me vol., p. 528, 3e édit.

« Considérer les fièvres comme des maladies n'est pas en
» faire des êtres particuliers. *Les maladies ne sont que des*
» *modifications de la vie*, et l'existence des fièvres, comme
» celles des phlegmasies, ne peut être admise que dans cette
» acception. (1) »

Nous admettons avec le professeur Chomel que les maladies ne sont — dans leur principe — que des modifications
de la vie ou, si l'on veut, qu'elles sont à leur début un
trouble, une perversion des propriétés vitales hygides, mais
nous ne saurions regarder les fièvres comme autant d'individualités distinctes entre elles et, en tant qu'*espèces*, exclusivement fondées sur des caractères purement anatomiques.

La fièvre, que l'on regarde en général comme un symptôme,
comme un effet, est d'ordre essentiellement physiologico-
pathologique primordial. Nous devons donc la considérer en
elle-même, isolément et indépendamment de toute lésion ou
altération phlegmasique préexistante, du moins dans les
pyrexies médicales.

La fièvre proprement dite est constituée dans l'unité pathologique par la spontanéité et l'antériorité de ses manifestations
symptomatiques et particulièrement par la loi constante qui
la règle dans ses évolutions, loi à laquelle toutes « les altéra-
» tions organiques sont soumises définitivement dans l'*aber-*
» *ration* des phénomènes de vitalité. » Nous dirions plus
volontiers, sous la règle des phénomènes de vitalité. Cette
même idée a été reproduite à la suite d'observations d'un
tout autre genre — *vivisections expérimentales* — par un professeur du Collège de France, M. Claude Bernard qui, dans ses
expérimentations sur le système nerveux, « a produit des
» pleurésies, des péricardites, des péritonites, des entérites,
» des exhalations à la surface des séreuses et des muqueuses,

---

(1) Chomel. Des fièvres et des maladies pestilentielles, page 6.

» souvent accompagnées d'injections considérables, avec
» fausses membranes et pus.
» Il y a donc là, dit le savant expérimentateur, *sous l'in-*
» *fluence des perturbations de l'innervation* tout un cortège
» de phénomènes physiologiques qui peuvent s'exagérer et
» produire tous les caractères de ce que l'on appelle en
» pathologie les inflammations. (1) »

Ces phénomènes pathologiques, qu'indique Claude Bernard, se rapprochent évidemment, quant à leur origine physiologique et à leur mode de formation, de ce qui se passe sous l'influence d'une cause morbifique extérieure ordinaire, déterminant *une perturbation de l'innervation ou aberration des phénomènes de vitalité.*

Ne voyons-nous pas ces altérations pathologiques se produire communément sous l'influence d'un trouble profond de l'économie dans le cours d'un état fébrile qui, s'il n'était efficacement combattu à sa naissance, pourrait bientôt devenir le facteur des pleurésies, des fausses membranes, d'épanchements, de pneumonies, de bronchites, de péritonites, etc. etc.? Et ajoutons que ces diverses lésions se produisent dans la maladie avec des caractères d'autant plus tranchés qu'elles n'ont pas été expérimentalement provoquées par des opérations de vivisection douloureuses et nécessairement perturbatrices, bien différentes assurément des procédés que la nature met en œuvre pour l'élaboration graduée des phénomènes qui constituent les développements successifs de la maladie.

Quelle que soit la manière dont on envisage les phénomènes généraux qui ont amené à leur suite les altérations organiques ou, comme le dit Claude Bernard « les caractères que l'on appelle en pathologie les inflammations, » on remarquera

(1) C. Bernard. De la physiologie générale, 1872, note 108 *bis*, page 270.

qu'il y a, au point de vue pathogénique, tout un enseignement dans le rapprochement des lésions organiques et de
leur cause prochaine, soit que cette cause tienne à *l'aberration des phénomènes de vitalité*, soit qu'elle provienne, selon
Claude Bernard, *des perturbations de l'innervation*, expérimentalement provoquées, ce qui, au fond, est une seule et
même chose.

---

# NOTE VI.

Un éminent professeur de clinique médicale, qui a doté
la science de travaux très remarquables, a appelé *loi de
coïncidence* un fait pathologique en vertu duquel l'*endocardite*
se produit au cours d'un rhumatisme articulaire aigu.

Qu'il s'agisse d'un rhumatisme ou de toute autre affection
pyrétique, il est une loi qui, selon un ordre voulu, domine
et régit constamment le fait anatomo-pathologique ; et cette
loi, qui ne dépend pas d'une simple coïncidence, ne change
jamais ; car son caractère essentiel — *la périodicité* — est de
sa nature absolument immuable.

Il est vrai que l'école anatomo-physiologique considère et
traite ces maladies comme si elle était parfaitement ignorante
de cette loi dans sa généralisation, ce qui ne l'empêche pas
d'admettre la prétendue loi de coïncidence, sans s'enquérir
si, au cours d'une maladie, la rencontre accidentelle de deux
faits pathologiques, bien que différents seulement de siège,
suffit à fixer les caractères d'une loi.

La coïncidence de l'endocardite avec le rhumatisme articulaire aigu est un fait incontestable, malheureusement trop
fréquent et dont l'existence est chaque jour affirmée par l'ex-

périence. Aussi devons-nous dire ici qu'en signalant à l'attention des médecins la fréquence et la gravité de l'endocardite au cours de l'arthrite rhumatismale aiguë, le célèbre professeur a ajouté un service de plus à tant d'autres non moins remarquables qu'il a rendus à la science et à l'humanité par ses nombreux et éclatants travaux. Mais faire d'une simple coïncidence accidentelle une loi, c'est là, qu'il nous soit permis de le dire, une conception purement idéale qui vient de ce que méconnaissant la loi qui régit réellement l'arthrite aiguë, l'on s'est placé dans l'impossibilité de prévenir, par une thérapeutique rationnellement conçue et méthodiquement appliquée, le développement de l'endocardite, pourtant si facile à conjurer, en combattant directement la fièvre, au début de l'arthrite rhumatismale.

Malgré l'incontestable gravité qu'elle emprunte à l'importance de l'organe où elle a son siège, l'endocardite n'est qu'un fait pathologique, une simple lésion organique nécessairement d'ordre secondaire, de même que l'arthrite aiguë, dont elle est une complication, accidentellement produite, par transport, déplacement ou plutôt par extension de la phlegmasie articulaire à la membrane interne du cœur, sous l'action persistante de la fièvre.

En songeant aux méprises de l'école anatomo-physiologique, on serait vraiment tenté de croire qu'elle tient aussi peu à justifier son titre d'école *positiviste* qu'elle prend moins de souci d'aller au fond des choses. En effet, le plus souvent impuissante à atteindre à la vérité pathologique doctrinale, elle se contente de vérités partielles, de demi-vérités, comme la loi dite de coïncidence.

Le moyen de prévenir sûrement le développement de l'endocardite rhumatismale se trouve dans le traitement direct et méthodique de la fièvre, trop souvent abandonnée à elle-même dans l'arthrite aiguë, comme elle l'est dans les fluxions de poitrine, les érysipèles, les phlébites, les phlegmons, etc.

Dès lors que l'on méconnaît le rôle si important de la fièvre dans les maladies aiguës, y a-t-il donc lieu de s'étonner que des complications ou lésions organiques d'une haute gravité, que des accès pernicieux enlèvent parfois si inopinément les malades, alors que le médecin, ignorant les commencements de la maladie, n'a pu en prévenir les complications.

Que l'on fasse l'application de la méthode préventive avec le discernement, l'opportunité et la persévérance qu'elle commande et l'on ne tardera pas à reconnaître avec nous que la loi dite de coïncidence vient d'une interprétation erronée ou plutôt de l'oubli complet de la loi pathologique dans l'arthrite aiguë.

Assurément, ce n'est pas en vertu d'un privilège personnel, ni par suite d'un simple jeu du hasard que, depuis plus de quarante ans, nous n'avons rencontré dans notre pratique ordinaire ou dans notre service à l'hôpital d'autres cas d'endocardites rhumatismales que ceux déjà établis chez des sujets auxquels il ne nous a pas été donné d'appliquer au début notre méthode préventive. Du reste, rien n'est plus facile que de contrôler au lit du malade le résultat thérapeutique dont nous affirmons ici l'exactitude.

---

# NOTE VII.

Pour comprendre la nécessité de remonter à la source des phénomènes morbides généraux, il faut avoir préalablement entrevu les erreurs qui sont accréditées dans l'enseignement comme dans la pratique, sur le point si important de la pathologie des fièvres; il faut avoir été amené, par l'observation clinique, à reconnaître que la fièvre domine réellement tout l'ensemble des maladies aiguës ; il faut, en un mot, avoir vu distinctement ce fait pathologique primordial autour duquel les nombreuses modalités ou variétés morbides viennent se ranger, comme à l'abri d'un principe commun morbigène.

Est-ce bien avec ces idées sur la fièvre que le médecin aborde d'ordinaire le chevet des fébricitants ?... Non, assurément : ses préoccupations sont ailleurs et ont un tout autre objectif. Règle générale : le praticien, en présence de la fièvre, croit qu'elle n'est, dans la plupart des maladies, qu'un symptôme, qu'un effet ; l'enseignement de l'école ne nous dit pas autre chose, et nos maîtres nous conseillent, dans leurs écrits comme dans leurs leçons, du moins implicitement, de réserver notre diagnostic jusqu'à ce que nous ayons acquis la certitude du siège du mal et précisé l'organe lésé. Ainsi le veut l'organicisme fondé sur la maxime tant soit peu ambiguë de Bichat : *Qu'est l'observation, si l'on ignore là où siège le mal ?*

Pour le médecin de l'école positiviste ou organicienne, toute la maladie est là, dans la lésion anatomique ; et c'est aussi le plus souvent sur cette simple et unique constatation qu'il règle les indications et arrête la détermination du choix des agents médicinaux dont il devra faire usage, dans le but de combattre la lésion organique devenue pour lui — dans une réalisation dont il veut l'antériorité d'origine, — ce qu'il y a d'essentiel et de dominant dans la maladie.

D'après ce qui précède, il devient aisé de comprendre comment, en présence d'une maladie fébrile qui vient d'apparaître, le médecin peut se croire dispensé de s'enquérir de la genèse des phénomènes primitifs de la fièvre et de la loi qui la régit dans ses évolutions.

Quand on voudra se rendre compte de l'origine des erreurs qui ont trait aux maladies fébriles et à l'idée fausse que l'on se fait de cette chose indéfinissable que l'on nomme leur *nature;* quand on voudra apprécier et mettre en évidence les vices de la technologie médicale, les variations des nomenclatures nosologiques, l'instabilité des classifications et des théories sur les fièvres, les incertitudes et certaines routines de la thérapeutique et, comme conséquences inévitables, les perplexités du médecin au lit des malades, il faudra le demander à l'organicisme doctrinal; c'est de lui que tout dérive; il est l'écueil contre lequel sont venues, jusqu'ici, échouer tour à tour les diverses théories sur les fièvres.

Les perplexités du médecin !.....

Quand on voit se produire chez un sujet, dans une famille, dans un établissement public, au sein d'une agglomération quelconque de personnes, ces fièvres sans noms bien définis à leur origine, si changeantes dans leurs manifestations symptomatiques, si variées et souvent si complexes dans leurs formes ultimes et qui, sous une influence fébrigène, revètent bientôt le caractère épidémique; lorsque ces fièvres, aux dénominations vagues de catarrhales, muqueuses ou autres se présentent à notre observation, que faisons-nous?... Et lorsque, acquérant plus d'intensité à mesure qu'elles marchent et s'étendent, elles finissent par exciter des inquiétudes d'autant plus vives dans les populations que celles-ci pressentent déjà comme d'instinct les incertitudes et les hésitations de la science, quelle méthode de traitement leur opposons-nous?...... sur quel principe faisons-nous reposer ce traitement?

Où nous aurons recours à une médication timide, embarrassée dans son action, comme peu sûre d'elle-même, nous procéderons par essais; ou bien, dédaignant les longs tâtonnements et les nombreux circuits, nous nous jetterons inconsidérément entraînés par l'esprit de système, dans l'emploi de moyens énergiques ou hardis jusqu'à la témérité. À moins pourtant que, par suite d'incertitude dans notre

diagnostic, indécis dans le choix d'une méthode de traitement, nous jugions préférable de nous retrancher dans ce
qu'un eclectisme médical — circonspect par timidité, ou
sceptique par ignorance, — appelle la médecine expectante,
cette médecine du doute ou de la négation, quand elle n'est
pas dictée par le discernement éclairé des faits.

Dans ces pénibles conjonctures où, livrés à une sorte
d'étude contemplative, nous voyons se dérouler sous nos
yeux les douloureux épisodes de la maladie dans sa progression plus ou moins rapide, si la famille justement
alarmée nous manifeste ses craintes et nous interroge, que
répondrons-nous?... Que lui dirons-nous, si la fièvre, plus
ou moins intense ou accélérée dans sa marche, n'a pas encore
déterminé quelque lésion organique que l'on puisse regarder
— suivant la théorie de la localisation, — comme base d'un
diagnostic qui permette de donner un nom à la maladie et
de poser les premières assises du traitement?.....

Hélas! quand on est arrivé à cette extrémité, le thème est
tout prêt, et depuis longtemps consacré par l'usage : nous
répondrons par des locutions d'une vérité banale et qui, tout
en trahissant nos embarras, ne témoignent que trop clairement de l'incertitude de nos idées sur la fièvre, de nos
hésitations et trop souvent aussi, — confessons-le franchement, — de notre radicale impuissance dans la conduite de
la maladie.

« Il y a de la fièvre, dirons-nous, elle est évidente, mais
» l'examen le plus attentif ne révèle encore aucune lésion
» organique quelconque qui l'explique...... La maladie n'est
» pas déclarée, elle n'est pas suffisamment caractérisée ; il
» faut attendre..... Nous verrons quelle marche elle prendra,
» quelle forme elle va revêtir, et quand elle sera manifeste-
» ment établie, nous aviserons au choix des moyens de
» traitement..... Attendons..... »

Après quelques jours, la fièvre est toujours là, peut-être

encore dans toute sa simplicité, mais aussi avec ses manifestations caractéristiques, avec ses alternances de redouble-
ment et de repos absolu ou relatif. Si les phénomènes qui
l'accompagnent ont peu d'intensité et n'offrent encore aucune
gravité, « *ce n'est*, dira le médecin, *qu'une fièvre catar-*
» *rhale..... Nous verrons..... Attendons.* »

Quelques jours plus tard, si la fièvre persiste, si les phénomènes fébriles revêtent dans leur ensemble une apparence
plus grave, et que les troubles fonctionnels dominants
viennent du côté des voies digestives : « *Ah ! maintenant,*
» *c'est une fièvre muqueuse ; mais elle est simple, sans lésions*
» *organiques appréciables encore... Ce sera peut-être long...*
» *peut-être la fièvre prendra-t-elle la forme typhoïde,*
» *peut-être aussi toute autre forme qu'il nous est impossible*
» *dès à présent de prévoir ou de déterminer avec certitude...*
» *Attendons, nous verrons...* » Et toujours : *peut-être, c'est*
*possible, qui sait ! attendons.*

Ces hésitations, ces incertitudes et ces temporisations ne
disent-elles pas assez haut le peu de souci que l'on prend
d'étudier la fièvre dans son commencement, d'observer les
phénomènes particuliers et généraux qui en marquent le
début et le peu d'importance que l'on attache à cette étude
initiale pourtant si nécessaire au diagnostic du médecin et
au salut du malade ?

*Peut-être !..... Attendons !.....*

Mais qu'attendrons-nous ?.... Que verrons-nous ?.....

Nous verrons, ce qui arrive le plus ordinairement, que la
fièvre, aujourd'hui sous les simples apparences d'un trouble
général léger, — ce trouble qui n'est plus la santé et qui
sera bientôt la maladie, — va reprendre la nuit prochaine
son cours accoutumé et continuer fatalement son œuvre de
destruction, en portant à chaque paroxysme son action
congestive sur les organes ; nous la verrons déterminer dans
ceux-ci des inflammations ou des altérations variées qui

aggraveront inévitablement le trouble des fonctions, en modifiant de plus en plus la texture des organes, aussi bien que la composition normale des fluides, et particulièrement du sang.

Faudra-t-il donc attendre qu'en se localisant, en prenant une forme plus sensible et, pour ainsi parler, toute matérielle, — ce qui sera un danger de plus pour le malade, — la maladie vienne en quelque sorte comme d'elle-même se ranger dans un des cadres que les nosologistes ont dressés avec un art peut-être ingénieux, mais assurément tout-à-fait arbitraire? Comme si la nature, dans ses procédés toujours si remarquables de simplicité, devait constamment se plier aux fantaisies systématiques de notre esprit !...

Attendrons-nous que vienne se dérouler sous nos regards la longue série d'accidents divers, ou lents et gradués dans leur marche, ou violents et rapides dans leur développement, qui compliquent si souvent des états fébriles que l'on désigne sous les dénominations non moins vagues que l'idée confuse que l'on s'est faite de leurs diverses modalités pathologiques? Et pourtant, ces états morbides, si divers en apparence, ne sont autre chose au fond que les manifestations changeantes, les formes variées, les degrés ignorés ou méconnus d'un état pathologique toujours le même à son origine, et dont la forme ultime pourra constituer plus tard telle modalité quelconque ou amener à sa suite l'individualité morbide que, par une sorte de convention tacite et mal définie, on a appelée la fièvre ou, en termes moins incorrects, « l'état typhoïde. »

Et quand cet état fébrile sera décidément établi, qu'il aura pris l'un ou l'autre des aspects variés sous lesquels il se présente : ici, la forme cérébrale ; là, la forme pneumonique, hypostatique ou autre ; ailleurs, la forme abdominale, avec les lésions graves des muqueuses, les entérites folliculeuses, les péritonites simples ou puerpérales ; quand les méningites cérébrales ou spinales, les diphtéries, les érysipèles, le croup, etc.; quand l'une ou l'autre de ces complications, souvent si funestes de l'état fébrile primitif, sera établie, que ferons-nous? Quelle sera notre attitude en présence du désordre général des fonctions de l'économie, du trouble profond du système nerveux, du délire, cette *ataxia spiri-tuum*, comme l'appelle Sydenham, que pourront entraîner à leur suite les lésions organiques actuellement existantes? En un mot, quel sera notre rôle en présence de cette lutte terrible de l'économie aux prises avec la maladie, parvenue à son *summum* d'intensité?.....

Ne pourra-t-il pas arriver que n'ayant, dans le commencement, tenu aucun compte de la loi qui préside au développement et à la marche de l'état fébrile, nous nous voyions forcés, après avoir trop attendu, de nous laisser aller au courant des systèmes? Ne serons-nous pas réduits à faire, comme il n'arrive que trop souvent, *la médecine du symptôme*, à défaut de la médecine de la maladie elle-même?... En d'autres termes, chose triste à dire, mais pourtant vraie : il faudra bien nous replier sur nous-mêmes, nous réfugier et nous résigner humblement dans l'aveu tacite de notre impuissance, en nous attachant, comme en dernier espoir, à saisir le moment d'une crise incertaine ou à solliciter, le plus souvent dans de vains efforts, ce que l'on a appelé *les tendances ou forces médicatrices de la nature...*, en attendant qu'il plaise à Dieu, le Maître souverain de la science, de guérir la maladie ou de laisser succomber le malade.

N'est-ce pas cette situation, toujours pleine de doutes et d'incertitudes, parfois si grosse de perplexités pour le médecin et trop souvent funeste aux malades, que les théories systématiques sur la fièvre et l'ignorance de la genèse pathologique imposent de nos jours aux praticiens? N'est-ce pas là le rôle pénible et profondément décourageant auquel nous nous voyons trop souvent condamnés quand nous avons failli au précepte : *Principiis obsta...?*

Nous le demandons aux praticiens de bonne foi, avons-nous exagéré les traits du tableau que nous venons d'esquisser? Non, et on l'avouera avec nous, ce n'est là qu'une lamentable réalité.

Il nous a suffi de jeter un regard sur la médecine dans le présent, de remonter au-delà de quarante ans dans le passé de notre pratique médicale, de faire un retour sur nous-même et de nous interroger consciencieusement et avec une indépendante sincérité; de nous rappeler ce que nous avons vu et si souvent observé ou entendu au lit des malades, pour dire tout simplement ce que d'autres — qui le rediront un jour avec nous, — ont pu voir et entendre, sentir, penser et souffrir comme nous. Ce sont là, d'ailleurs, des faits si ordinaires dans la pratique journalière de la médecine et qui sont d'une évidence telle qu'il est facile à chacun de juger en toute certitude si nous avons dépassé les limites du vrai.

Ne serait-il donc pas plus sûr et en même temps plus logique de recourir d'abord à l'étude directe des symptômes généraux de la maladie, pour atteindre à des données plus certaines sur toutes les questions relatives aux fièvres, questions jusqu'ici si souvent et si inutilement controversées, et sur lesquelles il sera impossible de rien connaître de positif tant que l'on négligera de se rendre compte du mode de formation et de développement de la maladie. Car l'urgence vraie, la nécessaire question, avant d'échafauder sur des hypothèses, ce n'est ni la question des germes, ni celle de la spécificité morbide : c'est la question nosologique toute simple et vraiment fondamentale, c'est la notion pathogénique de la maladie, saisie dans le vif de ses manifestations initiales; c'est là que nous devons trouver les éléments de rénovation de la pathologie des fièvres et les indications d'une thérapeutique préventive certaine.

---

# NOTE VIII.

Dans le cours des débats qui ont eu lieu (10 octobre 1871) à l'Académie de médecine de Paris, sur l'*infection purulente*, M. le docteur G... a dit que « la théorie de la *septicémie* est » une création de l'école chirurgicale moderne....., laquelle » a eu le mérite d'avoir fait une étude complète de la fièvre » des blessés, des fièvres chirurgicales. Jusqu'à elle, jusqu'à » l'époque où l'attention des observateurs a été appelée sur » la phlébite suppurée comme cause d'infection purulente, *la* » *science était réduite aux idées vagues et à peu près incom-* » *préhensibles de la pyrétologie médicale.* »

La sévère mais juste critique contenue dans les mots que nous venons de souligner pourrait, avec tout autant de raison, être retournée contre la pyrétologie chirurgicale elle-même, en dépit de l'« *étude complète* » qu'en a fait l'école chirurgicale, au dire du savant académicien.

Nous n'avons point à discuter ici les faits allégués par M. le professeur G..., quant aux lumières répandues sur la fièvre des blessés. Nous nous bornerons à faire remarquer que, de même que l'école qui s'intitule anatomo-physiologique, l'école chirurgicale, en attribuant l'infection purulente à la phlébite suppurée, n'a nullement résolu le problème de la fièvre des blessés; elle l'a laissé tout entier dans son obscurité première; elle n'a, sur ce point, rien appris de plus que l'autre école qui, au fond, enseigne depuis long-temps déjà la même théorie. Aussi, pour l'une comme pour l'autre, la fièvre proprement dite est restée à l'état « d'idées vagues et incompréhensibles » ou plutôt — ainsi que dans l'école de Broussais, — elle est demeurée, pour les chirurgiens comme pour les médecins, un symptôme, un effet, un résultat de la phlébite ou de toute autre lésion phlegmasique.

Dans le compte-rendu de la discussion médicale de la savante Compagnie, on ne trouve rien qui ait trait à *la cause prochaine* du fait pathologique que l'on nomme phlébite; rien qui se rapporte au caractère propre et dominant des phénomènes généraux qui préludent au développement de cette lésion, c'est-à-dire, rien touchant *la primitivité* de la fièvre. L'académie en est donc sur ce point de la pyrétologie chirurgicale « aux idées vagues et à peu près incompréhensibles, » comme le dit M. le docteur G..., qui sont accréditées dans la science sur la fièvre en général.

Quelle que soit la haute et légitime autorité scientifique du célèbre professeur de clinique qui a répondu à M. G...; quels que soient son talent de parole, son éloquence et l'ampleur des mots dont il a orné son discours sur l'infection purulente; quelles que soient l'intensité et la persévérance de sa foi dans « le dogme fondamental — *la phlegmasie* — de la grande école anatomo-physiologique » dont l'éminent professeur « se félicite d'être demeuré le fervent apôtre, » il ne semble pas bien clairement démontré jusqu'ici que le système de Broussais, qualifié par des médecins distingués de *borne de la science*, *d'erreur funeste à l'humanité*, soit réellement parvenu à substituer *le dogme de la phlegmasie* à *l'essentialité*, c'est-à-dire à *la primitivité* de la fièvre dans les maladies.

Cette question, celle de la primitivité, quelque importante qu'elle soit au double point de vue de la genèse des maladies et de leur traitement préventif, ne semble point avoir fixé l'attention de l'Académie au cours du débat relatif à la fièvre chirurgicale dans ses rapports avec l'infection purulente, en tant que fait consécutif.

Quant à ce que l'on nomme les *fièvres essentielles* ou *l'essentialité* des fièvres, — qualification fausse dans son accep-

tion médicale, — cette expression ne saurait avoir un autre
sens que celui qui se rattache à l'idée de primitivité, de
préexistence ou de prédominance de la fièvre dans ses relations soit avec les maladies aiguës ou les lésions organiques
qui les constituent, selon l'école moderne; soit avec certains
accidents pathologiques chirurgicaux, tels que les modifications plus ou moins graves ou profondes dans les principes
constitutifs du sang, l'infection purulente, la pourriture
d'hôpital, etc.

La fièvre chez les blessés, qu'elle soit la suite d'une blessure récente ou qu'elle se produise dans le cours du traitement de cette même blessure, sous l'influence morbigène
d'un milieu nosocomial ou météorologique, la fièvre, disons-
nous, est une; ses caractères essentiels sont identiques à
ceux de la pyrexie médicale; sa subordination à la loi qui
la régit, dans l'un comme dans l'autre cas, est constamment
la même, et les accidents consécutifs qui se produisent dans
l'aspect des plaies et leurs altérations pathologiques demeurent sous sa dépendance immédiate.

Donc, qu'il s'agisse de pyrétologie chirurgicale ou médicale, — pour nous conformer ici à une distinction qui n'a
pas rigoureusement sa raison d'être, — la fièvre étant une,
les mêmes moyens curatifs ou préventifs lui sont appli-
cables dans les deux cas. La démonstration de ce fait apparaît
dans toute son évidence dans la disparition des accidents qui
compliquent les plaies, dans les changements favorables qui
s'opèrent immédiatement dans leur aspect, dans l'améliora-
tion de l'état général du blessé et la rapidité de la guérison
sous l'influence du traitement de la fièvre par le sulfate de
quinine.

# NOTE IX.

Le fait d'observation pratique que nous énonçons, touchant l'origine et le mode de formation des maladies chroniques, se trouverait au besoin justifié par cette remarque d'Hippocrate :

« *Atque hæc et de morbis acutis, et de his qui abiis oriuntur,* » *dico.* — 37 Prænotiones, Sectio tertia. » Ce qui doit s'entendre et des maladies aiguës et de celles qui en résultent.

---

# NOTE X.

Observons attentivement le scarlatineux, le malade atteint de rougeole, d'érysipèle ou de variole ; car, quelque simple que paraisse l'un ou l'autre de ces cas pathologiques, il se pourrait qu'il ne fût pas sans danger. Observons de près la marche de la fièvre, demandons-lui son heure, mais ne lui imposons pas la nôtre. Examinons attentivement d'où vient le danger qui menace, quand l'affection exanthémateuse se complique et s'aggrave. Demandons-nous si les complications qui viennent de se produire : méningites cérébrales, cervicales ou rachidiennes ; affections pulmonaires, altération pathologique du sang ou des secrétions, etc., ne sont pas une conséquence immédiate de l'état fébrile.... Ne serait-ce pas parce que, dominé par les préjugés de l'enseignement scolastique nous avons regardé la fièvre comme un simple effet, comme un symptôme de la phlegmasie cutanée, que nous avons laissé le champ libre aux complications variées qu'elle amène si souvent à sa suite?.... Une épidémie de rougeole ou de scarlatine vient-elle à sévir dans une localité et plus particulièrement sur les enfants, ce qui est, comme on le sait, le cas le plus fréquent, nous entendons répéter autour de nous : « Cette année, la rougeole est mauvaise, la scarlatine » fait mourir beaucoup d'enfants ; elle présente un caractère » de malignité qui n'est pas ordinaire, etc., etc. »

Que doit-on entendre de cette appréciation sommaire et de la constatation incomplètement formulée des conséquences de l'épidémie? Si ce n'est que la maladie exanthémateuse est relativement plus grave, plus meurtrière ; que ses complications se produisent plus nombreuses, plus fréquentes ou plus variées que dans les épidémies précédentes? Ici, ce sera la bronchite, la pneumonie ; là, la méningite, l'angine tonsillaire, l'angine couenneuse, le croup, la diphthérie, la stomatite gangréneuse, etc. ; ou encore, ne l'oublions pas, l'albuminurie, complication souvent due au contact de l'air ou du froid humide, notamment dans la période de desquammation de la scarlatine, à laquelle s'ajoute si souvent l'élément pernicieux.

C'est sans doute quelque chose de savoir *comment* ou plutôt *de quoi*, de quelle lésion organique ou altération des fluides meurt un malade : car, ne connaissant pas le principe de la vie, il est bien difficile de dire *le comment* de la mort. Mais il nous semble qu'il n'est pas moins intéressant de savoir comment, dans la scarlatine, l'érysipèle, etc., surviennent les complications si souvent funestes.

Est-ce bien l'affection exanthémateuse qui cause la mort?... ou celle-ci ne serait-elle pas plutôt le résultat des complications qui se produisent au cours de l'affection éruptive ou phlegmasique de la peau, sous l'influence de l'état fébrile persistant?

Il est constant qu'à côté de ces affections phlegmasiques qui sont suivies d'une terminaison fatale, il y a toujours dans une épidémie, bon nombre de cas simples qui, malgré l'intensité de l'éruption et de la fièvre, guérissent tout naturellement, à l'aide de simples précautions et de menus soins hygiéniques, qu'indique la plus vulgaire prudence. Toutefois, malgré cette immunité relative, l'expérience n'en conseille pas moins de veiller et de ne pas trop compter sur la bénignité apparente de la maladie, non plus que sur les tendances salutaires, souvent si trompeuses, que peut présenter l'état du malade.

Il n'est peut-être pas un praticien qui, s'étant montré trop confiant dans la marche généralement bénigne qu'affectent la rougeole, la scarlatine, l'érysipèle, etc., n'ait été parfois péniblement surpris en retrouvant le matin dans un état désespéré le malade au sujet duquel il n'avait la veille aucune inquiétude.

Si le médecin, ainsi trompé dans ses prévisions, se demande d'où vient le changement qui menace actuellement la vie de son malade, il cherchera sans doute à en pénétrer la cause, et peut-être lui semblera-t-il raisonnable de la placer dans le fait morbide qui est venu compliquer et aggraver la situation, surtout si cette nouvelle complication lui apparaît sous une forme évidente et en quelque sorte tangible, comme le serait une angine, une méningite, un croup, une pneumonie, etc.

Mais s'il est admis dans la pratique médicale que la lésion qui est venue s'enter sur l'état fébrile, suffit à rendre compte de la mort, n'est-il pas à craindre qu'elle ne demeure absolument muette sur sa propre origine, en laissant ignorer sa cause prochaine ou déterminante? Et comment alors expliquer avec quelque apparence de raison, le mode suivant lequel son évolution s'est accomplie, si nous n'en voyons le principe et en quelque sorte *le ferment générateur* dans la fièvre elle-même qui, en produisant sous nos yeux les diverses modalités pathologiques que nous venons de nommer, nous montre que la variété prend ici encore son origine dans l'unité.

Tel est l'enseignement que met sous nos yeux l'observation clinique, quand elle est dirigée conformément au principe sur lequel nous nous appuyons et dont la certitude se trouve constamment confirmée par l'expérimentation clinique.

Hâtons-nous donc de combattre la fièvre au début de ces diverses affections et, dans la grande majorité des cas, nous ne verrons point apparaître les complications qui, trop souvent, causent la mort, en même temps que nous préviendrons les accès pernicieux qui enlèvent si inopinément tant de malades.

Et que l'on n'oppose pas à notre méthode préventive, dans les maladies exanthémateuses, la crainte mal fondée que l'on pourrait concevoir relativement à une influence contraire au libre développement de l'affection cutanée ; celle-ci, grâce à notre médication, suit sa marche régulière, à travers ses diverses phases, dans un temps comparativement très-court et sans qu'il survienne de complications.

Comme nos déductions sont tirées d'observations cliniques maintes fois contrôlées, il suffira d'entrer dans la voie que nous avons si longtemps suivie, pour vérifier immédiatement l'exactitude de nos assertions et conclure avec nous, non-seulement à l'innocuité absolue du sulfate de quinine, mais encore à la nécessité de son emploi à titre de méthode préventive, soit pour atténuer la phlegmasie cutanée et en abréger la durée, soit pour en empêcher les complications.

# NOTE XI.

Voici comment s'exprime le docteur A. Latour, dans un compte-rendu plein d'enseignements, à l'occasion des débats qui ont eu lieu à l'Académie de médecine de Paris, sur la *fièvre puerpérale*.

« Nous assistons à un singulier spectacle !... La discussion
» académique met en évidence, de la manière la plus frap-
» pante, toutes les hésitations, toute l'incohérence des
» esprits en matière de pathologie générale. Creusez tant
» soit peu une question quelconque de médecine pratique,
» et il arrive une de ces deux choses, ou qu'immédiatement
» vous rencontrez le roc, c'est-à-dire, la stérilité, ou bien
» que vous tombez aussitôt sur un terrain tellement meuble
» et désagrégé, que toute végétation est impossible.
» La fièvre puerpérale met en présence deux doctrines qui
» se croient opposées : la doctrine des localisateurs et celle
» des essentialistes. Eh bien ! ni localisateurs ni essentialistes
» n'ont jusqu'au bout le courage ou plutôt la logique de
» leurs opinions. . . . . . . . . . . . . . . . . . . . . . . .
. . . . . . . . . . . . . . . . . . . . . . . . . . . . . .
. . . . . . . . . . . . . . . . . . . . . . . . . . . . . .

» Nulle part on ne rencontre une conviction nettement et
» vigoureusement soutenue ; mais partout, au contraire, on
» ne voit que marche incertaine, conduisant à des transac-
» tions inattendues...... Et il faut renoncer à comprendre le
» premier mot de la pathologie générale, si les localisateurs
» généralisent comme MM. B... et C..., et si les essentialistes
» localisent comme MM. D... et C... » (E. Auber. *De la fièvre
puerpérale*, devant l'Académie de médecine.)

« Certes, voilà bien, dit M. le docteur Auber, un tableau

» de maître, et pourtant on se demande encore si M. Latour
» a tout dit, ou s'il n'a pas craint, au contraire, de traiter la
» question trop au vif ? »

Nous ignorons s'il est des raisons et quelles elles peuvent être, qui ont arrêté M. le docteur Latour dans ses appréciations, en un mot, pourquoi il aurait craint de traiter une question simplement médicale que, dans l'intérêt de l'humanité, non moins que pour l'honneur de la médecine, il importe d'élucider et de traiter, non pas *trop au vif*, peut-être, mais à fond et en dehors de toute considération, autre que celle qui est imposée par le respect de la vérité, en s'appuyant sur une sérieuse étude et une sévère analyse des faits observés dans l'ordre logique de leurs manifestations.

Assurément, tout ce qu'il y aurait eu à dire sur la maladie qui a fait l'objet de la discussion académique n'a point été dit dans le savant Aréopage, non plus qu'au-dehors, par ceux-là même qui en ont justement fait la critique, attendu que, de part et d'autre, on a parlé de tout sans viser le véritable nœud de la question génésique de la *fièvre puerpérale*, nous voulons dire de la fièvre elle-même, dont une étude attentive eût bientôt fait connaître l'origine, le mode de formation et de développement de la phlegmasie péritonéale. Pas un mot ayant trait à la primitivité de la fièvre dans les accidents puerpéraux n'a été prononcé à l'occasion de la discussion sur une maladie dont le premier des deux mots qui la désignent implique cependant l'idée d'une primauté qui prend son origine dans une logique toute naturelle.

Et cependant, il y a des considérations d'un grand poids et du plus pressant intérêt qui doivent nous porter à étudier la fièvre, que l'on voit assez souvent se produire aux diverses époques de la gestation, aussi bien qu'immédiatement ou quelques jours après la parturition, tant à cause des accidents abortifs auxquels elle peut donner lieu, qu'au point de vue do l'état pathologique grave et d'ordinaire si complexe qui constitue la fièvre puerpérale. Nous reviendrons sur ce sujet dans nos *Considérations sur la pathogénie des maladies aiguës.*

---

# NOTE XII.

*Mutationes anni temporum maxime pariunt morbos ; et in ipsis temporibus mutationes magnæ tum frigoris tum caloris, et cæteræ proratione codem modo.* (Hippocrate, Aph. I, sectio tertia.)

Les changements des saisons produisent surtout les maladies et dans chaque saison, les grands changements du chaud et du froid ou tout autre analogue.

---

# NOTE XIII.

Pendant quatre années consécutives et toujours dans le même mois — avril — nous avons été appelé à donner nos soins à Anne-Marie G..., cuisinière de M. R..., à l'occasion d'états fébriles revêtant chaque fois une modalité différente.

La première fois — 1863 — c'était une fièvre à forme abdominale bilieuse ; en 1864, la forme pneumonique. En 1865, nous fûmes appelé au début d'un état pyrétique vesperin, comme les précédents, sans complications autres que des troubles physiologiques ordinaires, tels que ceux que l'on constate dans les états pathologiques que l'on désigne sous les dénominations de fièvre catarrhale, de fièvre muqueuse, etc. Enfin, en 1866, en l'absence de toute influence épidémique, apparut dans la nuit une violente attaque de choléra, avec refroidissement général, exilité du pouls, vomissements, diarrhées fréquentes, riziformes; anurie, crampes très-douloureuses des membres et du torse; voix et *facies* cholériques, langue froide, etc.

Cette attaque, qui présentait évidemment le caractère pernicieux, avait été précédée chaque nuit, depuis cinq à six jours, de fièvre et de diarrhée, n'offrant rien de remarquable, si ce n'est que le flux intestinal apparaissait régulièrement de minuit à une heure et cessait avec le jour. — Cet état n'avait point empêché la malade de vaquer aux occupations de son emploi.

Le sulfate de quinine dosé à un gramme en soluté, pendant quatre jours; puis à doses décroissantes, pendant le même nombre de jours, fit bientôt disparaître tout symptôme fébrile cholérique, et la malade passa, presque sans convalescence, de la maladie à la santé.

Le 23 juillet 1863 nous fûmes invité à nous rendre près de M^lle G..., pour laquelle on réclamait nos soins.

Vingt ans, bonne constitution, santé habituellement régulière, alitée depuis huit jours, a pris pendant ce temps un vomitif et deux purgatifs salins, à quelques jours d'intervalle.

Cette médication n'ayant produit aucun changement favorable, et la fièvre revenant tous les soirs avec une intensité chaque jour croissante, M^me G... avait prié son médecin d'employer les moyens propres à arrêter le mouvement fébrile; il répondit qu'il ne le pouvait pas, attendu que la malade avait *une inflammation trop intense des voies digestives, que le sulfate de quinine ne manquerait pas d'aggraver.*

Le médecin avait été remercié la veille du jour de notre première visite.

Neuf heures du matin. — La malade est assise dans son lit, le décubitus dorsal déterminant entre les épaules une douleur difficile à supporter dans toute autre attitude. — L'ensemble de la physionomie présente une expression insolite, difficile à rendre; le regard a quelque chose d'éclatant et de fébrile; les cheveux longs et en désordre couvrent les épaules et sont tout humides de sueur. Il y a eu pour la première fois du délire la nuit dernière, de 10 heures du soir à 3 heures du matin. Le reste de la nuit s'est passé sans sommeil, dans une sueur profuse et qui semble tirer à sa fin. La langue est blanche, humide et couverte d'une couche saburrale épaisse; la peau d'une température moyenne est douce au toucher. Le pouls donne 65. La pression du rachis détermine, à partir de la septième cervicale et dans tout le trajet des vertèbres dorsales, une douleur qui arrache des cris aigus à la malade, avec torsions violentes du corps.

À ma demande, un médecin est appelé en consultation. Nous nous réunissons à 11 heures du matin.

Après examen, notre confrère diagnostique *l'hystérie* et conseille les bains tièdes et *le castoreum*.

J'oppose à cette consultation l'avis que j'avais déjà fait connaître à la famille : que nous étions en présence d'une pyrexie grave, qui menaçait de se compliquer promptement et dont la mort serait probablement la terminaison prochaine, si l'on ne s'empressait d'agir de la manière que je venais de conseiller.

Le médecin consultant s'étant retiré, je restai chargé de la direction du traitement.

*Prescriptions.* — Un gramme de sulfate de quinine à prendre immédiatement, en deux doses, à demi-heure d'intervalle; huit sangsues entre les épaules, *loco dolenti*.

Huit heures du soir. — Pouls à 110, température de la peau plus élevée que ce matin. — Synapismes aux jambes.

**24 juillet, neuf heures du matin.** — La fièvre a été moins intense que la nuit précédente, sans délire; douleur du rachis moins vive à la pression. L'expression de la physionomie, différente de la veille, est calme et reposée. Pouls à 60. La malade dit se trouver mieux et semble plus rassurée.

*Prescriptions.* — De midi à 3 heures, 75 centig. de sulfate de quinine, en deux prises. Deux bouillons.

**25 juillet, 0 heures du matin.** — Douleur rachidienne, aussi intense qu'hier. Pouls à 60; température normale de la peau. — Quelques heures d'un sommeil doux et tranquille dans la nuit.

*Prescriptions.* — Pour en finir avec la rachialgie, six sangsues entre les épaules; 60 centig. de sulfate de quinine. Léger tapioca, deux fois répété dans la journée.

Disons que vers le dixième jour de notre traitement, la malade est entrée en pleine convalescence, suivie d'une prompte et parfaite guérison.

Pour compléter l'historique de ce cas, nous ajouterons que pendant deux années consécutives — 1864-1865 — du 1er au 20 juillet, M^{lle} G..., nous a offert le singulier phénomène du retour des mêmes accidents que nous venons de relater, moins le degré d'intensité; et chaque fois, quelques doses moyennes de sulfate de quinine et une application de quelques sangsues sur le point douloureux vertébral, ont enrayé, au bout de 4 à 6 jours, le développement de la maladie.

Nous pourrions citer un grand nombre d'autres cas de fièvres à répétitions affectant des formes diverses.

# NOTE XIV.

Ce n'est pas sans un vif sentiment de curiosité que nous avons lu la note dont M. Sainte-Claire Deville a donné communication à l'Institut — séance du 21 novembre 1870, — touchant les phénomènes atmosphériques et leur influence sur l'état sanitaire et physiologique de l'homme. Nous y avons vu une preuve de plus de l'importance et de l'utilité de nos recherches cliniques, concernant les faits de périodicité pathologique, en même temps qu'une raison plus pressante pour nous d'affirmer l'existence de la loi qui préside au développement génésique et à la marche toujours réglée des affections fébriles, tant particulières qu'épidémiques.

D'après l'idée émise par M. Sainte-Claire Deville, du moment où l'on constate la périodicité dans la maladie; que cette périodicité se manifeste tous les jours ou qu'elle apparaisse à des intervalles plus ou moins longs, pour prendre ensuite le rhythme quotidien ou tout autre, on serait naturellement porté à penser à l'existence possible d'une loi physique régissant les phénomènes atmosphériques et tenant sous sa dépendance la périodicité pathologique qui s'effectue dans l'organisme humain.

Les réflexions de M. Sainte-Claire Deville sur les milieux ambiants et les effets de ceux-ci sur l'état physiologique de l'homme, nous rappellent ce que nous avons si fréquemment observé à l'égard de certaines circonstances locales touchant l'influence des courants aériens qui rasent le sol, envisagés au point de vue de la température et de l'hygrométrie, comme cause de maladie.

Citons ici un des faits nombreux qu'il nous a été donné d'observer à ce sujet :

Nous fûmes appelé, il y aura bientôt 35 ans, à visiter un malade dans un village d'une commune du littoral. Ce village était situé au nord d'une grande mare ; celle-ci avait au sud un autre village. Ils étaient séparés l'un de l'autre d'un peu moins d'un kilomètre, et se trouvaient à peu près à égale distance de la flaque dont les eaux peu profondes s'élevaient au niveau du sol.

Chaque fois, me dit le père du malade pour lequel j'étais appelé, que le vent souffle du sud avec quelque persistance, nous avons des fièvres dans notre village ; si, au contraire, les vents viennent du nord, les malades sont de l'autre côté de la mare.

Sur sept enfants, ajouta-t-il, j'en ai perdu six en quelques années. « Ils commençaient par avoir de la fièvre pendant » plusieurs jours ; puis survenait le transport au cerveau, » suivi d'épanchement ; ils perdaient connaissance et mou- » raient, les uns au bout de deux ou trois jours : les autres, » un peu plus tard. »

K... attribuait la maladie qui avait causé la mort de ses enfants au voisinage de la pièce d'eau.

Notre malade était atteint d'un état fébrile, sans caractère particulier, nous voulons dire sans complication organique.

Dans une maison voisine, nous vîmes une jeune fille, depuis longtemps malade de ce que l'on appelle *la cachexie paludéenne;* elle avait une large escarrhe gangréneuse au siége. Son père, pauvre tisserand, fébricitant lui-même, était retenu au lit, mais dans un état beaucoup moins grave que celui de sa fille.

Doit-on attribuer la mort des six enfants à l'influence pernicieuse des effluves qui se seraient dégagés de la mare, à une sorte d'intoxication miasmatique ou paludéenne?

Il nous a été donné de voir cette mare dans toutes les saisons. La transparence de ses eaux, limpides comme l'eau de source dont elles sont le produit sans cesse renouvelé, en témoignant de leur pureté, devrait exclure l'idée de toute action nuisible ou délétère, provenant d'une putrescence miasmatique ou autre. Les courants atmosphériques plus ou moins rapides qui passent à sa surface doivent être pour une grande part dans la production des fièvres qui apparaissent, notamment en été, dans l'un et l'autre village.

Quant à l'état cachectique de la fille du tisserand, il était le résultat d'une profonde altération du sang par une fièvre de longue durée et aggravée par la misère et le dénuement.

La santé de ces trois malades se rétablit bientôt par la médication anti-fébrile méthodiquement suivie, secondée par l'emploi des amers et d'un régime alimentaire reconstituant.

En attendant que la science dise plus positivement qu'elle ne l'a fait jusqu'ici ce que l'on doit croire raisonnablement des émanations marétémateuses, des intoxications et des miasmes paludéens, encore inconnus et tout aussi inappréciables dans leur nature qu'inexplicables dans leurs effets physiologiques immédiats, nous préférons rattacher les faits morbides qu'on leur attribue aux refroidissements brusques que déterminent les courants atmosphériques qui empruntent leur action frigorifique à la surface des eaux et des plaines humides ou marécageuses sur lesquelles ils passent. Ce sont là des faits que l'on voit journellement se produire dans le voisinage des marais, des étangs, des lacs, des rivières et sur les bords de l'Océan. N'a-t-on pas dit aussi, à propos de la marche du choléra, qu'il suivait le cours des fleuves ?...

C'est une opinion généralement accréditée que les brouillards, par l'impression de froid qu'ils produisent instantanément, donnent la fièvre ; et, pour notre compte, nous croyons que l'abaissement subit de la température et l'humidité ne sont pas les causes morbigènes dont nous devons le moins appréhender les effets. Durant notre séjour au Bengale, aussi bien que pendant les épidémies qui ont visité nos contrées, nous avons souvent vu le choléra acquérir une nouvelle intensité sous l'influence des brouillards.

Combien de fois, dans nos courses le long du littoral, pendant la durée des épidémies, n'avons-nous pas été témoin de l'effroi que causait parmi les habitants des campagnes l'approche des brouillards que charriait la marée montante. Voici *la hare* (le brouillard) — sorte de *malaria* des côtes maritimes du nord de la Bretagne; — elle porte avec elle le choléra, disaient les laboureurs, en regagnant au plus vite leur demeure.

Il y aurait d'intéressantes et utiles observations à faire sur l'influence des courants atmosphériques qui traversent les milieux qui nous environnent, et notamment sur ceux qui parcourent la surface des eaux ou des plaines humides pour arriver jusqu'à nous. Les modifications que produisent ces courants dans les espaces et les propriétés qu'ils leur empruntent donnent lieu, dans l'économie, à un trouble d'autant plus intense et plus profond qu'ils nous saisissent plus vivement au moment où nous nous trouvons dans des conditions physiologiques qui nous rendent plus aptes à subir leur action.

Aussi attachons-nous une juste importance à ces locutions devenues en quelque sorte banales à force d'être vraies, et dont on se sert si souvent au lit des malades pour indiquer la cause et préciser le début, le fait initial sensible de la maladie naissante : Le malade a pris froid,.... il a ressenti une impression de froid, un frisson.... il a reçu *un coup d'air*, etc. Ces expressions, par leur vulgarité même, nous semblent de nature à provoquer d'utiles réflexions sur les causes occasionnelles et le point de départ, en même temps que sur le mode de formation des premiers troubles morbides, lorsque surtout nous rapprochons par la pensée l'impression produite extérieurement de son retentissement immédiat sur le système nerveux, retentissement dont les manifestations seules sensibles viennent aboutir à la périphérie, sous la forme fébrile.

Mais puisque nous parlons des courants aériens, disons en passant un mot d'un phénomène singulier dont nous avons eu de fréquentes occasions d'observer les effets en parcourant nos campagnes, et particulièrement le long de nos côtes. Nous voulons parler de ces courants atmosphériques brûlants et instantanément destructeurs de la vie végétative, qui atteignent en passant le feuillage des végétaux dans une étendue d'ordinaire limitée à de petits espaces. C'est le plus souvent sous l'influence des vents persistants de l'est, et notamment dans les mois de mars et d'avril que l'on observe ce phénomène que tout le monde a vu.

Vous venez de passer il n'y a qu'un instant le long d'une haie d'aubépine; elle vous a présenté dans son aspect, la fraîcheur et la vivacité de teinte qui décèlent l'intensité de la vie qui l'anime, mais un souffle brûlant, un courant délétère vient de l'atteindre, et, quelques instants après, vous retrouvez le feuillage de la plante entièrement bruni; il a pris l'aspect de feuilles mortes; il est desséché, brûlé et se désagrège en criant sous les doigts.

Qu'est-ce donc qui communique aux courants aériens, quand les vents soufflent de l'est ou du nord, la propriété qui amène instantanément la mort du végétal dans les parties atteintes? Ces courants ne peuvent-ils pas exercer une action quelconque sur l'homme lui-même et le blesser dans l'intégrité de sa santé? Nous l'ignorons. Nous pencherions volontiers pour l'affirmative, bien qu'il nous soit impossible de connaître *le comment* de cette action ou d'expliquer l'origine ou la nature du phénomène, non plus que son mode d'influence sur l'économie.

La situation géographique, certaines circonstances topographiques d'un pays donnent quelquefois d'utiles renseignements sur les avantages et les inconvénients des vents. Lorsqu'ils ont une certaine durée, ils acquièrent souvent des propriétés nouvelles. Ainsi les vents d'est et de nord-est, qui sont les plus persistants sur nos côtes, sont secs et froids parce qu'ils participent de la température des contrées d'où ils nous arrivent. Ces vents sont très-fréquents dans notre pays, notamment dans la dernière moitié de l'hiver et au commencement du printemps. Il n'est pas rare de les voir se continuer presque sans interruption pendant quinze, vingt jours ou davantage, et alors ils exercent sur la constitution climatérique des modifications dont les fâcheuses influences se font sentir sur la marche des maladies, quelles soient individuelles ou épidémiques.

Nous avons eu presque chaque année, et particulièrement dans le cours des épidémies, de fréquentes occasions de vérifier l'action parfois funeste des vents persistants de l'est. Lorsqu'ils soufflent de cette direction pendant un certain temps, particulièrement durant les froids vifs et secs de l'hiver, ils favorisent singulièrement le développement des fièvres à mauvais caractères. C'est surtout sous cette influence que l'on voit apparaître les épidémies de scarlatines, de rougeoles, d'érysipèles, d'angines couenneuses et croupales, de diphthérie des muqueuses, de péritonites puerpérales, etc., en un mot toutes les modalités pathologiques à formes graves ou pernicieuses.

Nous avons souvent aussi remarqué que les vents d'est et de nord-est retardent la guérison des maladies ou les aggravent, quelle que soit la *constitution médicale* régnante ; ils entravent les convalescences et impriment un cachet particulier aux maladies qui apparaissent pendant leur durée.

De même, par une opposition remarquable, lorsque après avoir soufflé de l'est ou du nord, les vents viennent à passer au sud, il est ordinaire de voir se produire des modifications favorables dans les maladies que l'on peut considérer encore comme à leur début, et celles-ci marchent alors plus franchement vers une terminaison heureuse.

Toutefois, lorsque les maladies ont déjà atteint une période avancée, et qu'elles n'ont pas été méthodiquement traitées à leur début, elles présentent généralement une tendance marquée à revêtir la forme putride ou adynamique, sous l'influence humide des vents du sud et de l'ouest, notamment dans la saison d'été ; de même que les vents secs et âpres de l'est et du nord favorisent les ataxies et l'apparition des symptômes pernicieux, par une action sans doute spéciale sur les centres nerveux.

------

# NOTE XV.

Un médecin publiciste, dont le nom et le talent sont à juste titre honorés dans la presse médicale, a cru devoir faire les réflexions suivantes :

« La médecine actuelle est déviée de ses voies naturelles ;
» elle a perdu de vue son but, son noble but, celui de sou-
» lager et de guérir. La thérapeutique est rejetée sur le
» dernier plan. Sans thérapeutique cependant, le médecin
» n'est plus qu'un inutile naturaliste, passant sa vie à recon-
» naître, à classer et dessiner les maladies de l'homme. C'est
» la thérapeutique qui élève et ennoblit notre art ; par elle
» seule il a un but, et j'ajoute, par elle seule cet art peut
» devenir une science. »

Sans doute, à ne considérer que la pensée qui les a inspi-rées, ces paroles honorent leur auteur, mais sans justifier complètement l'idée qu'elles expriment, eu égard à la dignité de la médecine.

Oui, *la médecine est déviée de ses voies naturelles ; elle a perdu de vue son but, son noble but....* Ceci n'est que trop incontestable et depuis longtemps malheureusement vrai. Mais peut-être eût-il été à propos d'indiquer d'une manière plus précise pourquoi ou comment la médecine, sortie de ses voies naturelles, a perdu de vue son but,... qui est et a toujours été, non seulement de soulager et de guérir, mais encore et avant tout, *de prévenir.*

Le reproche fait à la médecine nous semble porter tant soit peu à faux. Ce n'est pas parce que la thérapeutique se trouve réléguée sur le dernier plan que la médecine n'est pas dans ses voies naturelles, qu'elle a perdu de vue son but qui est de prévenir, de soulager et de guérir : l'observation et la logique des faits nous montrent que la cause de cette déviation est ailleurs ; elle est précisément là où les erreurs thérapeutiques elles-mêmes prennent leur source.

Bichat, Broussais et d'autres médecins célèbres n'ont pas manqué de trouver fort à redire aussi de la thérapeutique ; il est vrai qu'ils n'avaient pas en vue d'en relever l'importance ou la dignité et d'arriver par elle à faire de l'art de guérir une science. Ils croyaient viser plus droit, marcher vers un but plus sûr et plus vrai — et leur pensée était juste — en se préoccupant surtout de la genèse pathologique de la maladie.

Quelle que soit de notre temps la situation qui est faite à la thérapeutique, nous croyons que la médecine n'a pas cessé d'avoir pour but de soulager et de guérir ; seulement, ayant perdu de vue son premier objectif qui est de *prévenir*, elle s'est trouvée sans doctrine fixe et par suite les inductions thérapeutiques lui ont fait défaut. La thérapeutique elle-même a donc dû nécessairement subir les conséquences inévitables de l'instabilité des théories médicales, les règles de traitement devant rigoureusement se formuler sur les données certaines de la pathogénie.

Ce n'est donc pas dans le rejet de la thérapeutique sur un plan secondaire qu'il faut chercher la cause des déviations de la médecine. Si l'honorable auteur dont nous venons de citer les réflexions avait pénétré au fond des choses, il eût trouvé une autre cause aux écarts qu'il signale avec tant de raison.

« La thérapeutique est rejetée sur le dernier plan. »

Nous ignorons ce qu'il faut entendre par le dernier plan et quelle est la chose qui doit avoir sa place au premier rang, si ce n'est toutefois la genèse propre de la maladie, c'est-à-dire, la pathogénie.

Et ceci nous paraît d'autant plus rationnel que la genèse pathologique de la maladie étant le principal objectif du médecin, il devient de nécessité immédiate — la maladie une fois connue dans son origine et dans ses caractères essentiels sensibles — de demander le remède à la thérapeutique, laquelle commence alors sur des indications nettes et précises, l'œuvre importante qui lui est logiquement dévolue. De la sorte la thérapeutique se trouve naturellement à sa place, sinon sur le dernier plan, du moins sur le second.

« Sans thérapeutique cependant, le médecin n'est plus » qu'un inutile naturaliste, passant sa vie à reconnaître, à » classer et à dessiner les maladies de l'homme. »

Il est certain que depuis trop longtemps l'on s'étudie avec un soin non moins attentif qu'ingénieux à nommer et à classer les maladies ; à préciser le siège, l'étendue et les contours de la lésion organique dans une délinéation qui tient avant tout à se montrer correcte. Il est incontestable aussi que sans thérapeutique il n'y a pas de médecine possible ; que sans elle il devient difficile de soulager et de guérir, si toutefois Dieu ne s'en mêle, ce qui arrive de fois à autre, fort heureusement pour le malade...... et aussi pour la plus grande satisfaction du médecin. Autrement, comment celui-ci échapperait-il à la situation non moins embarrassante que fausse, lorsqu'il est pris au dépourvu de toute règle de traitement, comme il n'arrive que trop souvent, par le fait, il faut bien le reconnaître, des théories médicales contemporaines, naturalistes ou septicémiques, si fort en crédit ?

Ce n'est pas que de notre temps les agents thérapeutiques fassent défaut, si l'on entend par là le grand nombre et la diversité des médicaments : il ne reste au praticien que l'embarras du choix, grâce au progrès pharmaceuto-chimique, progrès souvent d'assez mauvais aloi et qui, pour le dire seulement en passant, nous semble peu propre à relever la médecine en dignité.

Nous ne l'ignorons pas, l'honorable docteur dont nous venons de citer les paroles, s'inspire d'un ordre d'idées plus généreuses et plus élevées quand il dit : « C'est la thérapeutique qui élève et ennoblit notre Art ; » mais nous ne devons pas nous faire illusion : quelle que soit l'importance de la thérapeutique, et son importance est grande assurément, il n'est pas exact de dire qu'elle peut seule suffire à faire de l'art de guérir une science.

Pour rendre à la médecine le lustre qui lui appartient et la rehausser en dignité, il faut commencer par la rétablir dans la vérité et la stabilité de ses principes primordiaux, dans la certitude de la doctrine ; et ce n'est pas à la thérapeutique que revient ce rôle élevé dans l'ordre du plan philosophique, mais bien plus particulièrement à l'observation clinique directe de la maladie vivante, qui porte en elle sa genèse pathologique, genèse sans laquelle la thérapeutique manquera toujours de base certaine et fixe.

---

# NOTE XVI.

Afin de mettre dans un jour plus complet l'affinité génésique qui lie les individualités morbides des sporadies cholériques aux cas de choléra épidémique, citons un fait pris parmi un grand nombre d'autres analogues, observé en dehors de toute influence épidémique cholérigène.

Une famille, composée de huit personnes, se trouve réunie à la même table pour le repas du soir. — Quatre domestiques se partagent la desserte de cette table.

De minuit à une heure, la dame de la maison, trois de ses filles et la femme de chambre sont prises, après quelque temps d'insomnie et de malaise, la femme de chambre, de vomissements et de diarrhée d'un liquide blanc riziforme, grumeleux, avec crampes douloureuses dans les membres inférieurs, anurie, enrouement laryngien, refrigération générale, *facies* bistre cholérique, etc.

L'aînée des demoiselles a des vomissements d'un liquide blanc cholérique, avec garde-robes fréquentes de même nature et quelques crampes légères dans les membres. La mère et les deux plus jeunes demoiselles n'ont qu'une simple diarrhée, sans caractère particulier, avec nausées et anoréxie. Disons ici que la femme de chambre était déjà indisposée ; que depuis plusieurs jours elle avait du dégoût pour les aliments, des nausées, de l'insomnie et de la diarrhée chaque nuit, *passé minuit*.

La première pensée qui s'était offerte à l'esprit de ces malades et de leur entourage, c'est qu'elles étaient victimes d'un empoisonnement ; mais voyant que d'autres personnes qui avaient fait usage des mêmes aliments n'en avaient éprouvé aucun effet nuisible, cette opinion fut bientôt abandonnée, et, considérant la nature des symptômes qui s'étaient produits chez la femme de chambre, on en vint à croire à l'existence possible d'une influence cholérigène.

Appelé à donner nos soins à ces malades, nous ne vîmes dans ces faits, différents d'aspect, que les degrés d'un même état cholériforme, enté sur une seule et même genèse.

Multipliant et variant dans leur aspect les faits qu'elle présente à notre observation, en les groupant pour ainsi dire sous un même coup d'œil, comme pour nous permettre d'en saisir plus facilement l'ensemble et d'en mieux apercevoir les détails, la nature nous montre parfois, au milieu de la sécurité la plus parfaite — eu égard à l'état sanitaire général — les formes pathologiques les plus diverses, écloses sous l'action ignorée d'un souffle délétère ou de causes météorologiques particulières, s'abattant tout-à-coup, ici sur une famille isolée ; là sur un point très-limité d'une cité ; ailleurs sur une caserne, une maison scolaire, un village, etc.

Image réduite ou affaiblie, mais toujours fidèle, d'une épidémie naissante, dont elles reflètent tous les caractères nosologiques, ces sporadies ou petites épidémies ne laissent pas que d'inspirer souvent un sentiment d'effroi aux populations qu'elles visitent, soit à cause de la soudaineté de leur apparition, soit par le caractère spécial de la modalité pathologique qu'elles revêtent et l'incertitude touchant leur marche, leur durée et leur terminaison. Aussi les regarde-t-on d'ordinaire comme les préludes ou signes avant-coureurs d'une épidémie imminente.

Quand, livré à l'étude des maladies et à la recherche de leur origine pathogénique, nous nous appliquons à la constatation des modes divers sous lesquels la nature semble s'essayer dans les sporadies à l'œuvre plus complète de l'épidémicité, nous commençons à entrevoir plus clairement les premiers linéaments de ces maladies, nous arrivons ainsi à saisir et à voir plus distinctement les traits communs de ressemblance entre les individualités dont nous poursuivons l'étude. Alors, considérant dans leur ensemble ces diverses formes morbides qui se développent, se dessinent et se meuvent sur le fond de la physiologie pathologique, dans un cadre relativement restreint ; les unes, revêtues de tous leurs attributs caractéristiques ; les autres, encore incomplètes, à peine ébauchées ou simplement indiquées par quelques traits communs, notre pensée se porte vers ces esquisses des grands maîtres qui, dans quelques rapides coups de crayons, en quelques traits expressifs, préludent, dans le premier jet de l'inspiration, à une œuvre qui recevra plus tard sa réalisation complète.

Ainsi semble procéder la nature dans l'œuvre des sporadies, souvent éphémères, quelquefois graves, dont les prodromes ou phénomènes initiaux naissent et se développent sous l'action d'un facteur commun que régit la loi de périodicité.

---

# NOTE XVII.

Nous lisons dans la *Revue de thérapeutique* du 15 décembre 1865 :

« Le 22 octobre 1865, le choléra éclate à la Guadeloupe.

» Point de navires suspects, point de caravane de la
» Mecque, point de chemin de fer pour nous l'apporter. Il
» est né dans nos marais, et en 16 jours, nous avons perdu
» 150 personnes.

» Dans les cas seuls de diarrhée prémonitoire ou de fièvre,
» nous avons eu des succès à peu près assurés.

» Voilà une introduction sans introducteur, et une spon-
» tanéité parfaitement prouvée; localisée d'abord, la maladie
» s'est étendue sur la ville (Pointe-à-Pitre), qui se trouve
» dans les meilleures conditions possibles de salubrité.

» Les symptômes étaient : vomissements et diarrhées
» rizacées, algidité des plus prononcées, crampes et cyanoses
» rares, mort en 4, 6, 8, 12 ou 18 heures, (Lettre de M. le
» docteur Lherminier.)

» De nouveaux détails envoyés depuis lors sur cette épi-
» démie, font douter que ce soit le choléra. Sur huit méde-
» cins, trois seulement lui donnent ce nom, et les cinq
» autres l'appellent *fièvre algide*. »

Il paraît difficile de ne pas reconnaître le choléra dans l'énoncé ci-dessus, quelque sommaire qu'il soit.

Faudra-t-il douter que la maladie décrite par M. Lherminier soit le choléra, parce que cette épidémie n'est pas venue en droite ligne des bords du Gange ou parce qu'elle n'a pas été importée à la Guadeloupe par quelque pèlerin égaré de la Mecque? parce qu'elle est née spontanément, sans certificat d'origine exotique, contrairement à certaines idées de contagion et de germination, si en faveur de nos jours? ou bien enfin parce que sur huit médecins, trois seulement affirment que la maladie observée est bien le choléra, tandis que les autres l'appellent *fièvre algide.*

Doutes…. loi du nombre…. statistique…. moyens commodes, assurément, d'élucider les questions de pathologie générale !… C'est à se demander si le temps n'est pas venu d'en appeler à la simple pluralité des voix pour trancher les questions de pathologie.

Les symptômes indiqués par M. Lherminier sont bien ceux du choléra. Mais lors même que la maladie dominant la scène épidémique de la Pointe-à-Pitre eût été la fièvre algide de Torti, c'est-à-dire, une fièvre pernicieuse au même titre que le choléra lui-même, moins les évacuations gastro-intestinales, cette circonstance n'eût rien changé à l'étiologie ni à la thérapeutique de la maladie, du moment où elles ont une même genèse.

Quel est le praticien qui, dans le cours d'une épidémie de choléra, n'a pas constaté çà et là quelques cas de fièvre algide, mêlés à d'autres affections fébriles ?

Du reste, il semble que les cas intercurrents n'ont pas passé inaperçus pour M. Lherminier, car il dit : « Dans les » cas seuls de diarrhée prémonitoire ou de *fièvre*, nous » avons eu des succès à peu près assurés. »

Quand on se préoccupera moins qu'on ne le fait de provenance exotique, de prétendues germinations du choléra et des maladies épidémiques en général, sous quelque climat qu'elles se produisent, pour se livrer à l'étude particulière et comparative des cas morbides qui précèdent, accompagnent et suivent une épidémie quelconque, on aura préparé la voie qui conduit le plus sûrement à la connaissance de leur genèse commune, et peut-être arrivera-t-on ainsi à mieux comprendre, avec Hippocrate, le rôle tout à la fois aussi simple que vrai, ainsi que l'action immédiate sur l'homme des alternances du chaud et du froid, du sec et de l'humide sous l'influence des courants atmosphériques qui rasent les plaines humides, les étangs, les marais, etc.

# NOTE XVIII.

Au nombre des causes cholérigènes que signale la science, nous croyons qu'il n'en est aucune qui soit plus active et plus redoutable, dont on conçoive mieux les effets immédiats, selon les conditions physiologiques actuelles du sujet, que les variations de température et d'hygrométrie, c'est-à-dire, dont le retentissement soit aussi prompt que funeste sur les centres nerveux qui président à la vie organique.

Nous n'entreprendrons pas ici l'étude des causes susceptibles de produire ou de favoriser le développement et la propagation épidémique du choléra dans les populations du Bengale. Des médecins anglais, qui ont longtemps pratiqué la médecine dans les Indes, ont enrichi la science d'excellents travaux topographiques sur cette contrée : nous ne pourrions que répéter, avec beaucoup moins d'autorité, ce qu'ils ont écrit à ce sujet, avec une parfaite connaissance des lieux et des choses.

Disons seulement en quelques mots :

Quand on a été témoin des oscillations thermométriques, si remarquables par les écarts qui résultent de la différence de température entre les jours et les nuits du Bengale ; quand on considère l'étendue et la nature du terrain qui forme le vaste delta d'alluvion du Gange ; quand on songe à l'immense étendue de terrain occupé par les mares, le grand nombre des étangs qui couvrent le sol, les nombreux cours d'eau qui le parcourent et l'inondent périodiquement, et que l'on tient compte de la direction des vents, du déplacement des couches atmosphériques et des courants aériens qui en sont la suite ; quand, d'un autre côté, l'on examine les conditions générales dans lesquelles vit le peuple du Bengale ; quand on étudie ses institutions politiques, religieuses et administratives, qu'on pénètre les détails de son hygiène publique et privée, au point de vue de la police sanitaire, des mœurs, de l'habitation, de l'alimentation, du vêtement et des habitudes ordinaires de la vie ; quand on pense que les Indiens couchent sur une simple natte de jonc, sans autre couverture qu'une pagne de coton, que c'est là leur seul abri contre l'humidité du sol et l'extrême fraîcheur des nuits, soit qu'ils marchent à la suite des armées ou qu'ils voyagent isolément ; soit qu'ils naviguent entassés pêle-mêle sur et sous le tillac de leurs bateaux ; quand on considère de près toutes ces conditions d'insalubrité, on comprend mieux comment les pèlerins hindous et musulmans des Indes, s'acheminant en foules considérables vers la pagode de *Juggerneth* ou vers la *Mecque*, sont si souvent décimés par les épidémies de fièvres pernicieuses, de typhus, de dysenterie ou de choléra, sans qu'il soit nécessaire de faire intervenir une cause de nature spécifique, introuvable ou du moins, jusqu'ici inconnue.

Mais si les causes générales que nous venons d'indiquer suffisent à donner la raison de la production du choléra, de sa fréquence et de son effrayante mortalité dans le Bengale, ainsi que de la variété des formes morbides, qui sont les mêmes aux Indes qu'en Europe, il n'en est pas ainsi de l'épidémicité du choléra qui, comme pour justifier le *quid divinum* d'Hippocrate, demeure toujours ignorée et voilée à tous les regards, semblant défier la science moderne, de même qu'elle a échappé aux recherches et aux interprétations de la science ancienne.

---

# NOTE XIX.

N'est-ce pas autour de l'obstacle que le praticien rencontre à chaque pas dans l'étude clinique des maladies, n'est-ce pas autour de l'organicisme médical que, toujours incertains et toujours déçus, s'agitent depuis si longtemps, dans les liens d'une philosophie sceptique, les médecins qui cherchent exclusivement dans les lésions d'organes, dans les expériences physico-chimiques, dans les vivisections expérimentales, dans les prolixes et subtiles explorations de l'histologie ou dans les savantes analyses de la chimie pathologique, les fondements d'une doctrine des maladies qu'il sera impossible d'instituer dans sa pleine, invariable et réelle autorité, en dehors des voies de l'observation directe de la maladie vivante?

C'est ainsi que sur des points très-importants du domaine de l'observation clinique, nous voyons la chimie organique et la pathologie marcher de concert dans leurs recherches pour nous montrer l'altération sécrétoire du diabète provenant des creusets vivants où s'élaborent les décompositions chimico-pathologiques sur lesquelles l'on a basé la dénomination de cet état morbide ou plutôt de cet épiphénomène. Tandis que les médecins micrographes, peut-être trop facilement séduits par l'idée des analogies parasitaires, considèrent la diphthérie et les exudats ou ferments plastiques des angines couenneuses et croupales comme la pullulation d'une espèce de champignon qui serait particulier à l'organisme humain. Ces divers états pathologiques, si différents dans leurs modalités au point de vue des altérations secrétoires qui les caractérisent, ont été rangés, ainsi que le choléra lui-même, parmi les entités pathologiques spécifiques ou *sui generis*, et cela sans que l'on semble avoir préalablement songé à s'enquérir si des phénomènes généraux subordonnés à un principe constant et réglé dans ses manifestations, n'auraient pas devancé, en les dominant dans leurs successions évolutives, les lésions organiques, les altérations des humeurs, toujours nécessairement consécutives, dans l'ordre hiérarchique des faits morbides.

Il résulte des travaux de savants expérimentateurs, que diverses altérations des secrétions proviendraient d'une névropathie qui modifierait la composition chimique des fluides. La cause première de ce fait ne résiderait donc pas dans une altération primitive du sang, mais bien dans une affection ou perversion des fonctions d'innervation du *pneumo-gastrique*, comme l'enseigne l'éminent physiologiste du Collège de France, M. Claude Bernard.

Des médecins et des physiologistes distingués ont aussi regardé l'appareil si important du système nerveux comme le siège ou point d'émergence des phénomènes cholériques, ainsi que des fièvres pernicieuses et autres. Il paraîtra dès lors rationnel que les expérimentateurs modernes aient vu dans les perturbations physiologiques des centres nerveux la source des modifications secrétoires anormales ou exagérées : n'est-ce pas le système nerveux qui est le point d'origine du mouvement pyrétique lui-même, aussi bien que des troubles physiologiques généraux qui le traduisent au dehors sous des aspects multiples et variés ?

Toutefois, ce mouvement pyrétique, ce phénomène essentiel dont les expérimentateurs ne disent rien et que ne peuvent nous révéler ni les vivisections, ni les recherches *post mortem*, non plus que les analyses chimiques des humeurs altérées dans leur composition, l'observation directe de la maladie vivante peut seule nous en donner la clef. N'est-ce pas la fièvre qui apparaît ici comme le facteur nécessaire de l'altération des fluides, dont les éléments normaux sont frappés de dissociation, comme dans le diabète, l'albuminurie, etc.? N'est-ce pas à la même cause, au même ordre de faits de la physiologie pathologique que se rapporte aussi cette secrétion, particulièrement caractéristique, qui constitue l'entérorrhée blanche et floconneuse, la diarrhée profuse et vraiment cholérique de la période algide ?.....

---

# NOTE XX.

Afin de montrer plus clairement la confusion qui s'est produite touchant les rapports du choléra avec les fièvres, reproduisons ici quelques réflexions de M. Brierre de Boismont (1) à propos du diagnostic du choléra-morbus.

« Au premier coup d'œil, le diagnostic du choléra-morbus
» paraît peu difficile à établir. Comment se méprendre sur
» une maladie qui débute par un appareil de symptômes

(1) Relation historique et médicale du choléra-morbus en Pologne, par le docteur A. Brierre de Boismont. 1832, pages 86-87.

» aussi effrayants ? Si le choléra, en effet, se montrait
» toujours avec l'altération de la figure, l'insensibilité du
» pouls, le froid de la surface, la lividité des extrémités, la
» suppression de l'urine, l'absence de la bile, les vomisse-
» ments et les déjections blanchâtres ou troublées, il y aurait
» vraisemblablement peu de doute sur ses caractères, on
» pourrait tout au plus le confondre avec le choléra morbus
» sporadique, comme nous l'avons vu faire plusieurs fois. »

La méprise, en effet, est ici difficile, notamment en temps d'épidémie, et pour un praticien qui a déjà vu le choléra. La confusion possible avec le choléra sporadique n'est nullement sérieuse dans ses conséquences, attendu qu'il n'y a pas de différence essentielle entre le choléra épidémique et le sporadique.

Il nous a été donné, dans le cours de notre longue carrière médicale de voir des cas sporadiques avec un appareil de symptômes tout aussi effrayants que dans les cas épidémiques les plus graves, bien que les premiers fussent de beaucoup moins fréquents et bien moins souvent suivis de mort, sans doute parce que, en temps d'épidémie, le caractère pernicieux se montre plus fréquemment et qu'il se produit spontanément, d'emblée et pour ainsi dire sans préludes ; tandis que les cas sporadiques existent rarement sans signes précurseurs, quoi-que revêtant assez souvent aussi la forme pernicieuse, de la même manière que dans le choléra épidémique.

Quant à la distinction que l'on voudrait établir entre le choléra épidémique et le choléra sporadique, cette distinction venant d'une cause en dehors et au-dessus de la maladie, tout ce que l'on en peut dire et qu'il importe de savoir, c'est que les cas épidémiques sont généralement plus prompts, plus violents et partant plus graves, d'où la nécessité de veiller plus attentivement et de recourir plus promptement à la médication préventive.

« Mais le choléra ne traîne pas toujours après lui ce cor-

» tége redoutable de symptômes ; souvent il ne s'annonce
» que par une simple diarrhée, et cependant l'expérience a
» appris aux médecins anglais, que ce seul signe suffisait,
» dans les épidémies de choléra, pour reconnaître l'existence
» de la maladie. »

Sans nul doute, le choléra ne traîne pas toujours après lui
son plus redoutable cortège de symptômes. Dans le choléra,
comme dans toute maladie, il y a des degrés, des variantes
dans la modalité morbide, ce qui n'implique aucune modifi-
fication dans la genèse.

La diarrhée peut bien, dans le cours d'une épidémie
cholérique, apparaître comme un avertissement pour le
médecin ; mais ce symptôme, à lui seul, ne saurait servir à
reconnaître le choléra, s'il ne se présente avec le caractère
particulier qui distingue la diarrhée blanche cholérique d'une
diarrhée ordinaire, telle qu'elle se produit dans les premières
manifestations cholérigènes.

. . . . . . . . . . . . . . . . . . . . . . . . . . . . . . .

. . . . . . . . . . . . . . . . . . . . . . . . . . . . . . .

« Les symptômes qui résultent de l'empoisonnement pour-
» raient faire croire à la réalité du choléra ; mais en interro-
» geant le malade, on sait de suite à quoi s'en tenir ;
» l'examen des matières vomies achèvera d'ailleurs de lever
» tous les doutes. »

L'obscurité que les idées organiciennes ont répandue sur
la genèse pathologique des maladies fébriles aiguës a, dans
certains cas, contribué à éveiller des craintes d'empoisonnement. Nous avons vu quelquefois des inquiétudes de cette
nature se produire au moment où apparaissaient brusquement
des cas de choléra sporadique ou une épidémie de fièvres,
débutant par des vomissements et des diarrhées.

Non-seulement les personnes étrangères à l'observation
médicale, mais les médecins eux-mêmes se sont pris souvent,
au premier abord, à douter de l'origine et du caractère de

ces épidémies au petit-pied, qui n'ont cependant rien que de fort ordinaire et qui ne diffèrent des grandes épidémies que par leur étendue plus restreinte et le degré d'intensité de la maladie.

« La fièvre intermittente pernicieuse cholérique se rap-
» proche beaucoup du choléra. Le premier et quelquefois le
» second accès, n'offrent qu'une intensité médiocre. Tout-à-
» coup, dans un nouvel accès, surviennent à la fois des
» vomissements et des déjections fréquentes de matières
» altérées, de mauvais aspect, extrêmement abondantes,
» mélangées de divers liquides, mais offrant toujours une
» certaine quantité de bile érugineuse. A ces vomissements
» et à ces déjections se joignent le hoquet, la raucité de la
» voix, l'enfoncement des yeux dans les orbites, etc. »

Oui, la fièvre intermittente cholérique pernicieuse se rapproche beaucoup du choléra ; mais pour voir plus clairement la ressemblance qui les unit, la médecine de notre temps a un grand pas à faire : elle a à s'affranchir de ses théories organiciennes sur la fièvre en particulier et sur les fièvres en général. Et d'abord, dès que la fièvre existe, qu'elle soit simplement pernicieuse ou pernicieuse cholérique, *elle est intermittente*, puisqu'elle est toujours régie par une loi générale, la périodicité.

L'intermittence, pas plus que la rémission, ne saurait servir à distinguer le choléra confirmé de la fièvre pernicieuse cholérique, à son *maximum* de gravité : le choléra confirmé est en effet lui-même une fièvre pernicieuse, laquelle, sous une influence épidémique, se développe, marche, s'aggrave et devient généralement plus meurtrière que sous la forme sporadique. Cette dernière semble venir de temps en temps se placer comme un enseignement sous les yeux du praticien, afin de lui rendre plus facile la comparaison avec les cas épidémiques et lui permettre de mieux juger, non pas seulement d'une simple analogie, mais bien d'une exacte ressemblance, provenant d'une même genèse pathologique, affirmée dans le contrôle et l'efficacité d'une même thérapeutique préventive.

« Mais, continue le docteur B.... de B...., ici le choléra
» morbus n'est pas l'affection primitive; il n'est qu'un des
» symptômes de l'accès; il suit la fièvre comme l'ombre suit
» le corps, et disparaît dans l'intermission. »

M. B.... de B.... s'écarte ici de la théorie de l'école qui a pris la phlegmasie pour *dogme pathologique*.

En effet, si notre mémoire ne nous trompe, l'inflammation des glandes de Peyer aurait été regardée par cette école comme point de départ ou genèse même du choléra, notamment à propos de la mort d'un militaire qui avait été atteint d'une diarrhée pendant sa captivité en Prusse et qui vint mourir à Paris, quelque temps après son retour, d'une attaque de choléra.

Nous ferons remarquer à cette occasion qu'en faisant à l'Académie la relation de ce cas de choléra, « qui ressemblait au choléra indien » l'on a omis de dire à quelle date remontait la lésion des plaques de Peyer et si cette lésion ne se rattachait pas à une entérite chronique plutôt qu'au choléra, qui se serait tout récemment greffé, comme c'est souvent le cas, sur l'affection intestinale contractée en Prusse.

Si le choléra n'est pas, dans la fièvre pernicieuse cholérique, l'affection primitive, ainsi que le dit M. B.... de B...., ce sera nécessairement alors la fièvre elle-même qui sera primitive. — Comme on le voit, on ne saurait plus formellement se séparer de l'école organicienne.

En dépit de la distinction que l'auteur cherche à établir entre le choléra et la fièvre pernicieuse cholérique, il y a contre cette opinion, d'ailleurs assez vaguement exprimée, un argument qui a sa valeur : c'est que l'état pathologique que l'on nomme fièvre cholérique pernicieuse, ressemble de tous points au choléra, qu'il en peut présenter tous les symptômes, voire même ceux du choléra indien ; qu'il peut, tout aussi bien que ce dernier, amener la mort du malade de la même manière, en aussi peu de temps, dans un premier accès et pour ainsi dire *d'emblée.* Aussi nous semble-t-il bien difficile de ne pas reconnaître au choléra et à la fièvre pernicieuse cholérique une seule et même genèse pathologique et de voir, dans les différents aspects qu'ils peuvent offrir, autre chose qu'une simple variété de forme.

« Le choléra, dans la fièvre pernicieuse cholérique, n'est
» qu'un des symptômes de l'accès. »

Nous ne comprenons pas bien comment un état pathologique, symptomatiquement complexe, devient *le symptôme d'un accès....* Mais nous concevons plus clairement comment la fièvre étant primitive, le choléra présente à l'observation des variantes, de même que d'autres modalités pathologiques produites par la fièvre qui en est le facteur.

« .....il — le choléra — suit la fièvre comme l'ombre suit
» le corps, et disparaît dans l'intermission. »

Le professeur Fodéré a dit que « la fièvre est à la maladie ce que l'ombre est au corps » et depuis longtemps l'école anatomo-physiologique admet, implicitement du moins, cet axiome comme vrai. Aussi Fodéré est-il dans l'*orthodoxie positiviste;* ce qui ne veut pas dire assurément que M. B.... de B.... soit dans le faux, malgré la forme singulière qu'il donne à sa pensée et que nous complèterions peut-être en disant que ce n'est pas seulement le choléra qui suit la fièvre comme l'ombre suit le corps, mais qu'il a encore cela de commun avec une foule d'autres modalités pathologiques, bien que celles-ci ne s'effacent pas non plus toujours dans l'intermittence ou dans la rémission. Ne semble-t-il pas logique que si les accidents cholériques cessent avec la fièvre, c'est qu'ils lui sont subordonnés ?

« La fièvre cholérique affecte plus constamment encore que
» plusieurs autres variétés, le type tierce ; elle n'attaque point

» un grand nombre d'individus à la fois, ou elle se trouve
» bornée à certaines localités.

Ce n'est pas sur des circonstances fortuites de cette nature
que l'on peut établir des distinctions nosologiques sérieuses :
le choléra subit en cela la loi commune, et ici, ce qui est
vrai du choléra l'est également de toutes les modalités pathologiques indistinctement. Quant au type tierce, beaucoup
plus rare que ne semble le croire le docteur B. de B..., on
le rencontre dans toutes les affections fébriles, qu'il s'agisse
du choléra, de la fièvre jaune ou typhus ictérode d'Amérique,
ou de toute autre maladie fébrile.

« C'est probablement l'analogie qui semble exister entre
» cette fièvre, — la cholérique pernicieuse — et le choléra-
» morbus de l'Inde, qui a porté plusieurs médecins anglais,
» et notamment M. le docteur Searle, à établir une compa-
» raison entre le choléra et les fièvres intermittentes perni-
» cieuses. »

Le médecin de la Compagnie des Indes, l'honorable docteur
Searle, a entrevu ici ce que d'autres ont pu voir ou entrevoir
comme lui, mais aussi, comme lui, sans s'y arrêter ou sans
aller au-delà d'une simple ou vague comparaison. Et comment d'ailleurs arriver, par un rapprochement aussi incomplet, à constater une ressemblance, dès lors que, pour bien
juger des rapports qui existent entre le choléra et la fièvre
pernicieuse, il faudrait avoir sur la fièvre elle-même des
idées opposées à celles qui sont enseignées dans les écoles
ou qui ont cours dans la pratique médicale ; est-ce que la
fièvre n'est pas regardée partout comme un symptôme, un
simple effet, en un mot comme un phénomène secondaire ?

Quand on voudra étudier les cas de choléra sporadique et
de fièvre pernicieuse cholérique avec le soin et l'attention
qu'ils réclament, on arrivera à y découvrir bientôt tous les
éléments qui sont de nature à relier intimement au choléra
la fièvre pernicieuse cholérique.

« Ce rapprochement est intéressant, en ce qu'il peut faire
» employer le sulfate de quinine dans le choléra. »

Oui, sans doute, ce rapprochement est, à divers titres, du
plus haut intérêt; mais comment régler et diriger convenablement l'emploi d'une médication préventive, comme celle
du sulfate de quinine, sans indications précises préalablement déduites, non de l'empirisme pathologique, mais bien
de la genèse certaine, de la notion vraie de la loi de périodicité dans sa généralisation? N'est-ce pas contre ce double
écueil que sont venues jusqu'ici échouer les tentatives de
comparaisons et tous les essais de traitement?

---

# NOTE XXI.

MM. les docteurs Gérardin et Gaymard, membres de
l'Académie royale de médecine de Paris, ayant été envoyés
par le gouvernement français pour étudier le choléra en
Russie, en Prusse et en Autriche, pendant les années
1831-32, ont comme suit, formulé leur opinion au sujet des
rapports de ressemblance qu'ils supposaient exister entre le
choléra et la fièvre intermittente pernicieuse : « Le quin-
» quina et ses préparations, administrés dans l'intention de
» traiter le choléra algide comme une fièvre intermittente
» pernicieuse, n'ont point eu le succès que des prévisions
» médicales laissaient entrevoir. » (1)

Pourquoi les essais de traitement du choléra par les préparations de quinquina n'ont-ils point été suivis de succès?...
Les expérimentateurs l'ont-ils dit, l'ont-ils expliqué?....

(1) Annales maritimes et coloniale. — Partie non officielle, 17e année
2e série, 1833.

A-t-on cherché, depuis ces premières tentatives, à s'assurer de la vraie cause des insuccès de MM. les docteurs Gérardin et Gaymard? Nous ne le pensons pas; aussi ne saurions-nous accepter leur axiome comme définitif et sérieusement concluant, comme le dernier mot de la question.

Ce n'est pas d'ailleurs sans quelque surprise que nous eussions vu les essais thérapeutiques de ces médecins, tentés dans de telles conditions, suivis de succès, du moment où ils visaient exclusivement l'algidité cholérique confirmée, qu'ils en faisaient l'unique objectif de leurs tentatives thérapeutiques.

Toutefois, le rang distingué que ces médecins occupaient dans la science et l'importance de leur mission ne permettaient pas de penser qu'ils n'eussent tenu aucun compte de la règle que dicte tout naturellement en cette occurrence une prévoyante pratique médicale, c'est-à-dire, qu'ils eussent omis de prévenir la perniciosité, en s'attaquant tardivement à l'algidité seule, imminente ou déjà établie.

Cependant, la nécessité d'agir préventivement, de prévenir l'algidité apparaît d'autant plus pressante dans une épidémie cholérique, que la marche évolutive des phénomènes primordiaux de la maladie tend généralement plus que dans aucun autre cas pathologique, à revêtir plus promptement le caractère pernicieux. Mais, pour bien comprendre la nécessité de prévoir et la possibilité de préciser les faits, afin de prévenir plus sûrement la perniciosité du choléra, il faut considérer de très-près les phénomènes qui précèdent et préparent l'algidité et ne pas attendre, pour traiter le choléra par les préparations de quinquina, le moment où, parvenu à la période algide, il a atteint son plus haut degré de gravité.

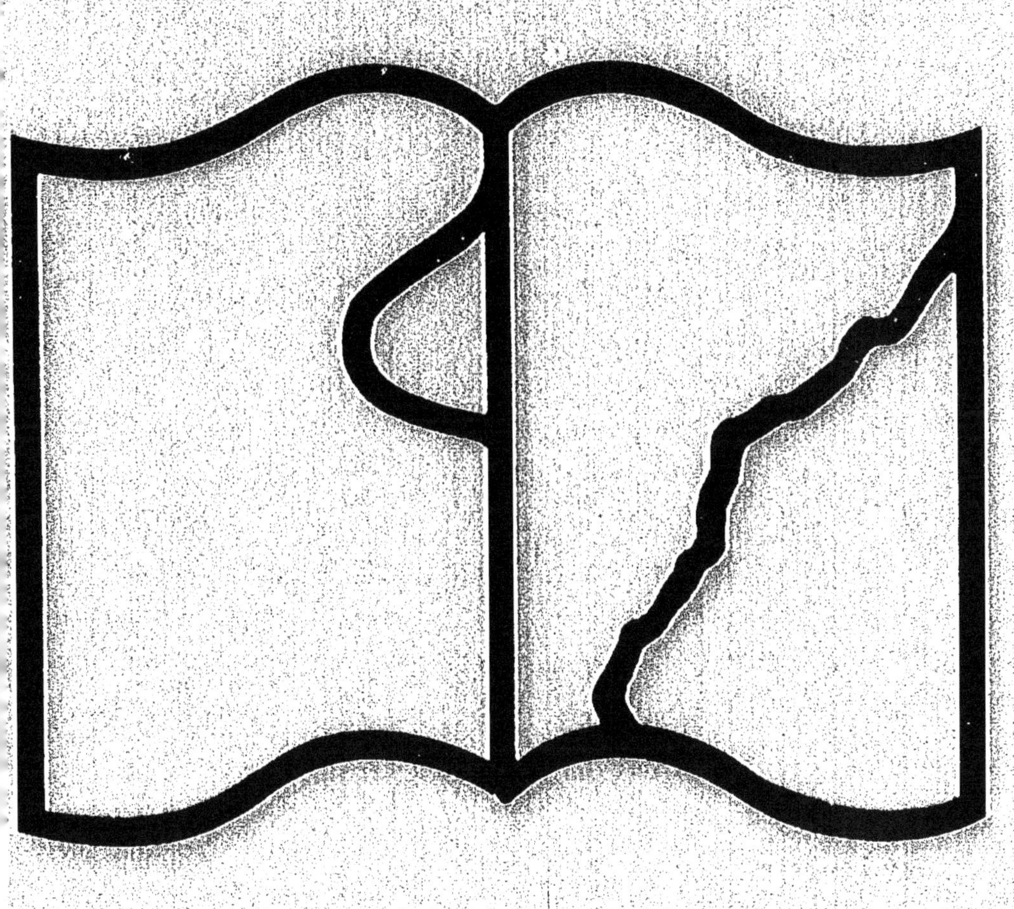

Texte détérioré — reliure défectueuse

NF Z 43-120-11

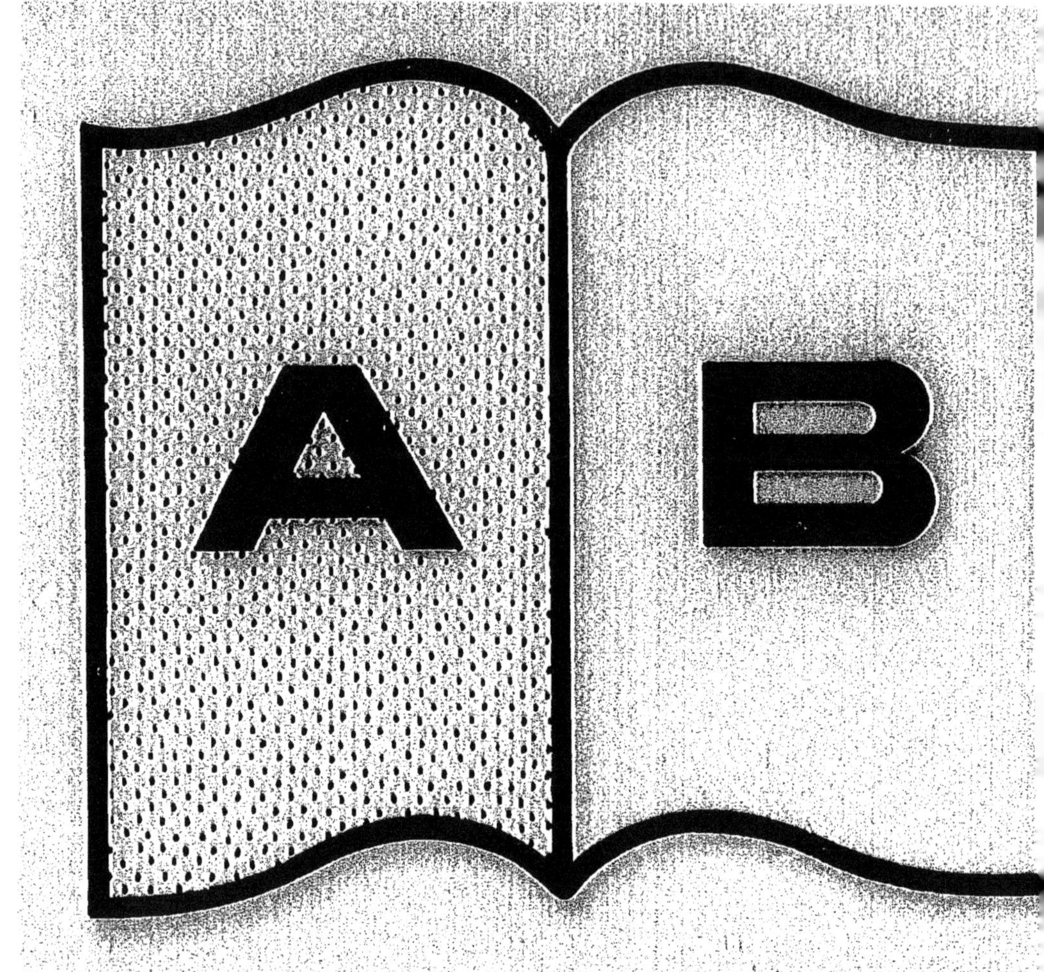


A
B
Contraste insuffisant
NF Z 43-120-14